AF383751

ÉTUDE

STATISTIQUE, ÉTIOLOGIQUE, CLINIQUE

DES

DIVERSES FORMES DE LA TUBERCULOSE

CHEZ LE SOLDAT

[Mémoire ayant obtenu le prix de Médecine militaire (1887)]

PAR

Le Dr COUSTAN (Adolphe)

MÉDECIN-MAJOR DE 1re CLASSE *des hôpitaux militaires*

Lauréat du Ministre de la guerre. — Prix de médecine militaire, (1886 et 1887. *et 1888*)
Lauréat de l'Académie de médecine.
Épidémies : Médailles d'or 1885 et 1886, Médailles d'argent 1883 et 1887.

Chevalier de la Légion d'Honneur, officier de l'Instruction publique

Extrait du mémoire Couronné (Chapitres I et II),

PARIS

LIBRAIRIE DE LA MÉDECINE, DE LA CHIRURGIE ET DE LA PHARMACIE MILITAIRES
VICTOR ROZIER, ÉDITEUR
26, RUE SAINT-GUILLAUME, 26,
Près le boulevard St-Germain.

1888

ÉTUDE

STATISTIQUE, ÉTIOLOGIQUE, CLINIQUE

DES

DIVERSES FORMES DE LA TUBERCULOSE

CHEZ LE SOLDAT

[Mémoire ayant obtenu le prix de Médecine militaire (1887)].

Par COUSTAN

MÉDECIN-MAJOR DE PREMIÈRE CLASSE

PARIS

LIBRAIRIE DE LA MÉDECINE, DE LA CHIRURGIE ET DE LA PHARMACIE MILITAIRES

VICTOR ROZIER, ÉDITEUR

26, Rue Saint-Guillaume, 26,

Près le boulevard St-Germain.

1888

PUBLICATIONS DU DR COUSTAN

~~AVANT 1884~~

Hygiène d'un convoi d'immigrants Indiens au lazaret de l'île Bourbon. (TH. DE MONTPELLIER ; imp. Martel, 1867.)

De l'Araignée orange de Curaçao. (In *Arch. de médecine navale*, t. X, 1868.)

De l'Otite des chargeurs de charbon de terre. (In *Arch. de méd. navale*, t. XIV, 1871.)

Compte rendu du service de l'ambulance de la marine pendant le siége de Paris. (In *Arch. de méd. navale*, t. XV, 1871.)

Géographie médicale de l'île de Curaçao. (In *Arch. de méd. navale*, t. XXIV, 1875.)

Réflexions sur les quarantaines. — Préceptes internationaux pour leur observation rigoureuse. (Montpellier, Martel aîné, 1871.)

De la Conservation des membres dans les cas de plaies pénétrantes des articulations, particulièrement de celle du genou par coup de feu. (**Mém. couronné** par la *Société de médecine et de chirurgie de Toulouse*; In *Recueil de mémoires de méd. militaire*, t. XXXII, 1876.)

De l'Anémie des mineurs. (**Mém. cité** par la *Société de médecine de Saint-Étienne et de la Loire*, 1877.)

De l'Alcoolisme dans ses rapports avec la santé publique et la criminalité dans la ville de Douai. (**Mémoire couronné**, en 1876, par la *Société contre l'abus des boissons alcooliques*, de Paris (1er prix) ; en 1877, par la *Société protectrice de l'Enfance*, de Marseille. — Publié par le recueil *la Tempérance*, 1876.)

De l'Abus du tabac dans ses rapports avec l'aptitude au travail dans les Lycées et Écoles. (**Mém. couronné,** en 1880, par la *Société contre l'abus du tabac* (1ᵉʳ prix), publié par extraits dans le *Journal de la Société.*)

De l'Influence de l'abus du tabac sur les punitions et maladies des soldats. (**Mém. couronné,** en 1880, par M. le Ministre de la guerre, sur la proposition de la *Société contre l'abus du tabac.*)

Le Riz, aliment du soldat. — Topographie médicale de la ville de Chambéry et de ses environs. — De l'Électrisation localisée dans la paralysie *à frigore* du nerf radial. — Observations de corps étrangers dans le conduit œsophagien. — Prothèse chirurgicale dans l'amputation sus-malléolaire, etc., etc. (*Mémoires ayant valu à leur auteur quatre témoignages de satisfaction officiels de M. le Ministre de la guerre,* sur la proposition du Conseil de santé des armées. In *Journal militaire officiel* de 1876, 1877, 1880.)

Conférences d'hygiène à l'usage des Écoles normales d'instituteurs, composées pour l'École normale de Douai, en 1876. (Autographiées.)

Essai ethnographique sur les Indiens Guajiros des côtes du Venezuela, 1869. (*Archives du Museum,* Paris.)

DEPUIS 1881

1881. La Médecine militaire française devant les grandes Compagnies savantes, de 1859 à 1881. (Constantine; Imprimerie nouvelle.)

1881. Du Rôle de l'aération dans la fièvre typhoïde. (*Arch. de la Soc. d'hygiène de Paris.*)

1882. Épidémie de fièvre typhoïde à Chambéry. (Mémoire couronné par l'*Académie de médecine.*) (**Médaille d'argent.**)

1882. De Tebessa à Khairouan et au Djérid. Topographie médicale du sud de la Tunisie (colonne de Tebessa.) (In *Arch. de méd. militaire,* t. I.)

1882. Origines de la fièvre typhoïde en Tunisie. (*Comité consultatif de santé des armées.*)

1882. { La Fièvre typhoïde à Constantine, en 1882. Son traitement par les émissions sanguines.
Les Fièvres intermittentes et pernicieuses observées à Constantine et à Biskra, en 1882. (Mémoires couronnés par l'*Académie de médecine*.) (**Médaille d'or.**)

1882. Étude d'une tenue pour l'armée coloniale. (*Comité de santé des armées.*)

1882. Traduction du règlement d'hygiène pour l'armée italienne. (*Comité de santé des armées.*)

1883. Conférence sur la tuberculose dans l'armée, faite aux médecins de la garnison de Lille.

1884. Le Végétarisme et la fièvre typhoïde. — La Prématuration. — Le Service de santé en campagne. — Les Fièvres palustres. — Contagion de la rougeole. (In *Revue sanitaire*, 1884-1885.)

1885. La Prématuration militaire et le cœur surmené. (In *Gaz. hebdom. des sciences méd. de Bordeaux*, 1885.)

1886. Indications des émissions sanguines. (*Acad. de méd. de Bruxelles.*) (**Mémoire de prix.**)

1886. Les Epidémies de rougeole et de scarlatine observées à l'hôpital militaire de Bordeaux en 1884-1885. (Mémoire couronné par l'*Acad. de médecine.*) (**Rappel de médaille d'or.**)

1886. L'Alcool et l'alcoolisme. (Prix Faure, de la *Société de médecine de Bordeaux.*) (**Mention honorable avec félicitations.**)

1886. Abcès du foie traité et guéri par la méthode de Little. (*Communication à l'Académie de médecine.*)

1886. Les Maladies organiques et les lésions fonctionnelles du cœur chez le soldat. (**Mémoire honoré** du *Prix de médecine militaire*, en 1886.)

1887. Prématuration. — Physique, intellectuelle, militaire. (Art du *Dict. encyclop. des sciences méd.*) (Sous presse.)

1887. Épidémie de pelade observée en 1886 au 122ᵉ d'infanterie. (**Médaille de prix** à l'Académie de médecine.) *1887*

1887. Un cas d'hystérie mâle (Revue de méd. mil.ᵉ)

1887. Relation de l'épidémie de pelade de Montpellier (Revue d'hygiène et police sanitaire)

Montpellier, Imprimerie centrale du Midi.— Hamelin Frères.

1887. Étude des différentes formes de la tuberculose chez le soldat. — (Mémoire couronné — Prix de médecine militaire)

1888. Inséré par extraits (Arch. de méd. mil.ᵉ juin-juillet)

(V' au dos)

1888 · Articles Biscuit – Blessé – Blessures – Brassard – Brancard

1889   Brancardier – Bacolet, – Conténé, – Calvitie – Camp,
– Cantine, – Cantonnement – Cartouche à pansement, –
Caserne, – Chair crue, – Champ de bataille – Climat, – Colique,
– Coït, – Collyre, – Collutoir, – Colonisation

      in Grande Encyclopédie

1889 — De la fatigue dans ses rapports avec l'étiologie des
      maladies des armées, — (mémoire couronné. — Prix
      de médecine militaire. – 1888). ——

      publié par extraits in arch. de méd. mil... août 89.

ÉTUDE STATISTIQUE, ÉTIOLOGIQUE, CLINIQUE

DES

DIVERSES FORMES DE LA TUBERCULOSE

CHEZ LE SOLDAT (1)

Nobis contagia præstant.

BIBLIOGRAPHIE.

HIPPOCRATE. — Livre des épidémies.

Recueil de mémoires de médecine militaire, 1804, 1816, 1818, 1823, 1827, 1839, 1845, 1848, 1851, 1853, 1855, 1870, 1871, 1873, 1874, 1880, 1882.

Archives de médecine et de pharmacie militaires, 1883, 1884, 1887.

1829. COCHE. — De l'opération médicale du recrutement et des inspections générales (Paris).

1846. BOUDIN. — Études d'hygiène publique sur l'état sanitaire et la mortalité des armées (*Ann. d'hygiène publique*).

1850. THOLOZAN. — Gazette médicale de Paris.

1851. LARREY. — De l'adénite cervicale dans les hôpitaux militaires (In *Mém. Acad. de méd.*).

1852. BERTHERAND. — Traité des adénites idiopathiques, et spécialement de celles du cou chez les militaires.

1860. ÉCHEVERRIA. — Tuberculose des vertèbres (Thèse de Paris).

1861. L. COLIN. — Masses tuberculeuses du cervelet (Paris).

1862. .... Statistical reports on the health of the navy, and specially Gavin, Milroy's pamphlet on « the health of the royal navy », p. 44 et 54.

BAXTER. — Statistiques médicales et anthropologiques établies d'après les rapports de l'examen pour le service militaire dans les armées des États-Unis pendant la guerre de Sécession, par le colonel-médecin Baxter, chef de la statistique au bureau de l'état-major général du secrétaire d'État au ministère de la guerre (traduit de l'anglais).

1863. J. PÉRIER. — Observations sur les maladies des armées, de Pringle (complétées par).

---

(1) Extrait du mémoire qui a obtenu le prix de médecine militaire en 1887.

1863. L. LAVERAN. — Recherches sur les causes de la mortalité dans l'armée, etc. (*Ann. d'hygiène publique et de médecine légale*, 2e série, t. 19.

1864. L. COLIN. — Études cliniques de médecine militaire (*Tuberculisation aiguë*, p. 65).

1868. VALLIN. — De la salubrité de la profession militaire (*Ann. pub. d'hyg.*, t. 31).

VILLEMIN. — Études sur la tuberculose.

1869. PARKES. — Manuel d'hygiène pratique.

1869-1871. CASTAN. — Documents pour servir à l'histoire de la contagion de la phtisie pulmonaire (*Montpellier médical*).

1872. MORACHE. — Considérations sur le recrutement de l'armée et sur l'aptitude militaire de la population française.

1873. SEELAND. — De la mesure de la poitrine et du poids des recrues passant devant le conseil de revision, pour déterminer leur degré d'aptitude au service militaire, traduit du russe par Saniewski (in *Bull. de la réunion des officiers*, nos 1 et 3).

1874. J. ARNOULD. — Considérations sur le degré d'aptitude physique du recrutement de l'École spéciale militaire.

1877. A. LAVERAN. — Traité des maladies et épidémies des armées, p. 307 et 330.

1879-1882. CHARCOT. — Gazette hebdomadaire des sciences médicales.

1879. L. COLIN. — Traité des maladies épidémiques, p. 444.

— CHARCOT et GAUJOT. — De la périostite externe chronique (*Gaz. hebd. de méd. et de chir.*).

.... Army medical department report for the year.

A. JAMES. — Registrar general's return for Scotland.

1880. MARVAUD. — Étude des causes de mortalité et de morbidité de l'armée française.

1882. CORRADI. — Lubelski, Vallin (4e congrès d'hygiène de Genève, p. 156).

— LANDOUZY (L.). — Clinique de la Charité.

— LANDOUZY (G.). — Étude sur la tuberculose dans l'armée française (thèse de Paris).

— GIBOUX. — Compte rendu de l'Académie des sciences.

— CHARCOT. — Étude clinique sur un cas de tuberculose chirurgicale suraiguë (*Gaz. hebd. de méd. et chir.*).

1883. CASTAN. — De la contagion de la phtisie pulmonaire (*Montpellier médical*).

1884. G. SÉE. — La phtisie bacillaire des poumons.

— GRANCHER. — Société médicale des hôpitaux.

— CORRADI. — Enquête italienne sur la tuberculose (Congrès de La Haye).

— ZANETSKI. — Contagion de la phtisie (*Vratch.*, no 47).

— POULET. — Notes sur les ostéites tuberculeuses et syphilitiques de la voûte du crâne (*Bulletin de la Société de chirurgie*, 23 juin).

1884. Laub. — Périostite de fatigue (Congrès de La Haye).
   —   Poulet.— Du traitement de l'adénite cervicale tuberculeuse des
          soldats par l'extirpation et le raclage (*Arch. de méd. milit.*).
   —   J. Conheim, traduit par Musgrave-Claye, de Pau. — La tubercu-
          lose considérée au point de vue de l'infection.
1885. Richard. — Rapport sur la contagiosité de la tuberculose
          (*Bull. de la Soc. de méd. des hôp.*).
   —   Grancher. — Revue de médecine.
   —   .... Enquête sur la tuberculose (*Soc. de médec. de
          Berlin*).
   —   Potain. — Revue de médecine.
   —   Leudet. — La tuberculose pulmonaire dans les familles (in
          Bull. Acad. de méd.).
   —   A. James. — Gazette médico-chirurgicale d'Édimbourg.
   —   H. Martin. — Revue de médecine.
   —   Burney Yeo. — (*British medic. Journ.*) On some points of the
          etiology of phtisis.
   —   Poulet et Bousquet. — Traité de pathologie externe, vol. 1.
   —   Truc. — Études sur le thorax de l'homme tuberculeux (*Lyon
          médical*).
   —   Kiener. — Des troubles morbides élémentaires, nécroses, in-
          flammations, néoplasies (*Gaz. hebd. des sciences médicales de
          Montpellier*).
   —   Poulet et Vaillard. — Nature tuberculeuse des hygroma et
          des synovites à grains riziformes (*Rev. de chirurg.*, p. 609)
   —   Charrin et Karth. — Virulence de la tuberculose suivant les
          humeurs et les tissus des tuberculeux (*Revue de médecine*).
   —   L.-H. Trudeau. — A experimental research upon the infec-
          tiousness of non bacillary phtisis (*American Journal of med. sc.*).
1886. Landouzy (L.). — Fièvres tuberculeuses (*Gazette des hôpitaux*).
   —   Papon. — De la fièvre tuberculeuse infectieuse aiguë.
   —   T. Pietro. — Alcune ricerchi sperimentali sul bacillo della
          tubercolosi (*Annali univers. di medic.*).
   —   Lamallerée. — De la contagion de la tuberculose par les poules
          (*Gaz. méd. Paris*).
   —   Ueber die Infectiosität der Milchperlsuchtiger (*Arch. für
          hygiene*).
   —   Richard. — Revue d'hygiène (avril 1886).
   —   Eisenberg. — (Berliner Klin. Wochenschrift et Gaz. hebd. de
          méd. et de chir.)
   —   Hanau. — Beiträge zur Pathologie der Lungenkrankheiten
          (*Arch. für Klin. Med.*, 12, p. 1-25.
   —   R. Longuet. — Archives de médecine militaire, bibliographie,
          p. 412.
   —   Poujol. — Contribution à l'étude anatomique de la pleurésie
          purulente chronique ouverte à l'extérieur (thèse de Montpel-
          lier).

1886. WARTMANN. — De l'influence des résections articulaires des lésions tuberculeuses sur la généralisation de la tuberculose (dissertation inaug. de Berne).

— LANDOUZY (L.). — Clinique de la Charité.

— LEUDET. — Les effets, au point de vue de la tuberculose, de l'admission dans les hôpitaux d'individus atteints de cette maladie (comm. à l'Acad. de médecine).

— LANGERHAUSS. — Zur Œtiologie der Phtisie (*Arch. f. path. anat. u. phys.* XCVII, 2, p. 289.

1887. GRANCHER. — Études expérimentales et cliniques sur la tuberculose, publiées sous la direction de Verneuil.

— R. LAWSON. — La phtisie dans l'armée anglaise (*Semaine médicale*, n° 3).

— L. MESNARD. — Gazette hebdomadaire des sciences médicales de Bordeaux.

— LESER. — Contribution à l'étude de l'infection tuberculeuse (*Fortschrifte*, 1887), analysé et traduit par Catrin (*Gazette hebd. des sciences médic. de Paris*, octobre 1887).

— JEANNE. — Des fièvres tuberculeuses et de leur traitement par l'antipyrine.

— SPILLMANN et HAUSHALTER. — Dissémination du bacille de la tuberculose par les mouches (commun. à l'Acad. de médecine, 16 août).

— TITECA. — Congrès d'hygiène et de démographie de Vienne (*Sem. méd.*, 2 novembre).

— RANSOM. — Prophylaxie de la tuberculose pulmonaire; congrès de l'Institut sanitaire de la Grande-Bretagne (*Sem. méd.*, 5 octobre 1887).

AUTRES.

RIEDEL. — In *Deutsche Chirurgie*, de Bilbroth et Lucke.

RILLIET et BARTHEZ. — Traité des maladies des enfants, x, 3.

J. ARNOULD. — Pathologie de la France (art. du *Dict. encycl. des sciences méd.*).

STATISTIQUES. — Statistique médicale de l'armée française (1876-1883).

— Statistique du recrutement de l'armée française.

SOLLES. — Rapport à la commission de la tuberculose de la Faculté de médecine de Bordeaux.

Introduction. — Coup d'œil historique général.

Deux maladies frappent, à elles seules, sur la collectivité militaire, un tribut qui représente, en France, plus de la moitié des sorties de l'armée par décès, retraites ou réformes.

Ce sont la tuberculose et la fièvre typhoïde : la première,

à échéance plus ou moins éloignée ; la seconde, à échéance rapide. Nous nous occuperons seulement ici de la tuberculose, et, bien que nous ayons l'intention de la considérer dans ses différentes localisations, nous insisterons surtout sur la tuberculose pulmonaire, les statistiques officielles, jusqu'à ces dernières années, n'ayant pas tenu compte, faute de renseignements précis, des nombreux cas de tuberculose des divers tissus, parmi lesquels les tuberculoses osseuse et articulaire jouent un rôle malheureusement trop important.

La prépondérance de cette maladie, comme facteur de la mortalité civile et militaire, n'est guère moins considérable que celle de la fièvre typhoïde ; aussi, est-ce vers leur extinction ou plutôt vers l'atténuation de leurs ravages que tendent aujourd'hui les recherches, les travaux des hommes les plus compétents, ainsi que les conclusions des sociétés savantes les plus justement renommées, des congrès scientifiques les plus suivis.

Bien que les résultats statistiques de l'année 1883 semblent indiquer une diminution sensible des pertes qu'occasionne la tuberculose dans l'armée, nous pensons que cette atténuation n'est, malheureusement, que temporaire, car nous possédons, pour 1886-87, des chiffres, régionaux, il est vrai, qui nous permettent de croire, au contraire, à une poussée toujours croissante de cette terrible maladie dans le milieu militaire.

Nous étions presque tenté de traiter cette question sous le titre d'*Epidémie de tuberculose*, mais cette association de mots encore nouvelle, pour ne pas dire téméraire, a besoin de la sanction de l'expérience pour excuser sa hardiesse. Nous croyons fermement qu'elle ne lui fera pas défaut dans un avenir rapproché.

Le vieillard de Cos ne comprenait-il pas, d'ailleurs, cette affection au nombre des maladies populaires ?

« Dans nos pays, dit Colin (1), où les décès par phtisie
« constituent plus de la moitié des morts par maladie chro-
« nique, où nos hôpitaux civils et militaires ne renferment

______

(1) L. Colin. — Traité des maladies épidémiques, p. 144.

« quelquefois, comme affections graves, que des phtisiques,
« il y a lieu, jusqu'à un certain point, *d'accepter cette*
« *qualification de maladie populaire*, tout en se rappe-
« lant que son point de départ diathésique la place origi-
« nellement en dehors des maladies épidémiques. »

Toutefois, Colin fait remarquer la tendance des formes
aiguës de la phtisie à se manifester à certaines époques de
l'année, mais surtout en hiver, avec une fréquence *qui
rapproche cette affection des petites épidémies ;* elle
coïncide fréquemment alors avec les catarrhes bronchiques
profonds, et, dans l'acuité de son évolution, semble relever
des mêmes constitutions atmosphériques.

Mais la doctrine des diathèses a subi bien des assauts
dans ces dernières années ; nous verrons aussi, plus loin,
que la tuberculose se montre souvent en même temps
qu'une autre maladie à forme épidémique, l'embarras gas-
trique, si l'on en croit les observations de quelques émi-
nents cliniciens. Il y a plus : pour l'un d'eux, la maladie
épidémique que nous visons serait quelquefois l'indice
clinique du début de son évolution dans l'organisme.

Du mot épidémie à celui de contagion, la transition s'impose. C'est pourquoi, nous qui sommes partisan convaincu
de cette manière de voir, si nous considérons la propagation de la tuberculose dans les collectivités, et, en premier
lieu, dans le milieu militaire, nous avons à nous demander
d'abord si cette idée de contagion est bien d'aujourd'hui ;
si elle répond à un mode nouveau d'investigation scientifique :

La croyance que la phtisie est contagieuse remonte à la
plus haute antiquité. On en trouve des traces dans le premier livre des *Epidémies* d'Hippocrate. Aristote, Alexandre
d'Aphrodisie et Galien n'ont émis aucun doute sur ce chapitre, et les écoles arabes, ainsi que celles de la Renais-
sance, ont professé la même doctrine. On recommandait,
alors, d'éviter le commerce d'un phtisique autant que celui
d'un galeux ou d'un malade atteint du feu sacré.

Morgagni fut, à une époque plus rapprochée de nous, le
représentant le plus autorisé de cette idée ; puis une réac-
tion dut se faire contre les mesures excessives prises en

Italie pour éviter la transmission de la phtisie, et l'école contagionniste resta quelque temps sans autorité.

Laënnec et Andral, ces deux illustres maîtres, ne nièrent jamais ouvertement que la phtisie pût être contagieuse. En France comme en Italie, en Pologne, la tradition que l'usage des effets de literie et d'habillement provenant des phtisiques contribuait beaucoup à la propagation de cette maladie, existe toujours (1). Musgrave-Claye, de Pau, a soulevé aussi la question de la contagiosité des sueurs des phtisiques.

Ce fut Villemin (à l'honneur de la médecine militaire), qui, par ses mémorables expériences d'inoculation, présenta la question sous un jour tout à fait nouveau et rigoureusement scientifique; puis Koch vint montrer l'agent de transmission de la phtisie.

Voilà où en sont, aujourd'hui, les recherches sur cette question si importante pour tous et doublement intéressante pour les médecins de l'armée.

C'est pourquoi nous étudierons le sujet au point de vue absolument militaire, prenant nos exemples dans l'armée, que nous connaissons, qui se compose d'éléments de choix s'agitant dans un milieu que les règlements cherchent à rendre uniforme, soumis aux mêmes traitements, vivant d'un même régime, mais dans des conditions de climat, de situation topographique qui peuvent faire varier de beaucoup les oscillations de la morbidité et de la léthalité tuberculeuses.

Tous les jours, il est vrai, des faits nouveaux viennent s'ajouter à l'actif de la tuberculose contagieuse; d'autres faits, aussi, sont contradictoires. A l'heure actuelle, selon le mot de Vallin (2), la contagiosité de la tuberculose de l'homme à l'homme sans inoculation directe, n'est encore qu'une hypothèse vraisemblable. Il est donc prématuré de faire de la réglementation à outrance; il suffit d'attirer l'attention du public et des médecins sur la possibilité du danger.

C'est ce que nous nous proposons de faire ici, en nous

____

(1) Corradi, Lubelski.— Congrès d'hygiène de Genève, 1882, p. 156.
(2) Vallin. — Congrès d'hygiène de Genève, 1882, p. 157.

adressant au public médical militaire. Nous venons de constater, depuis un an, dans un régiment et dans une garnison du 16ᵉ corps, un si grand nombre de cas de tuberculose (pulmonaire, osseuse, testiculaire, etc.), ayant entraîné la sortie de l'armée, — et, parallèlement à ces pertes, un si grand nombre de cas de *pleurésies chroniques, otites purulentes, fièvres tuberculeuses,* etc..., maladies confinant à la tuberculose, que nous avons résolu de faire de nos observations la base de ce mémoire.

C'est la première fois, croyons-nous, qu'un médecin de l'armée groupe dans une même étude, les *principales formes* de la tuberculose, en insistant surtout sur la localisation pulmonaire. Tâche ardue s'il en fût, car chaque jour le domaine des localisations tuberculeuses s'agrandit, et les nouvelles déterminations envisagées viennent rendre les recherches plus difficiles encore.

A toutes les époques, l'étude de la tuberculose a fait l'objet des travaux des médecins militaires ; mais la plupart d'entre eux ne s'étaient guère attachés qu'à la phtisie pulmonaire.

Dans l'ordre chronologique, nous relevons les noms de : Chamberet (1816), Vallet (1818), Moulié, Tesnières (1823), Desgenettes (1827), Pascal (1839), Godelier (1845), Perrin (1851), Mercadier (1855), Marvaud (1883), Landouzy (1884). Il faut arriver à 1848 pour lire une observation d'*ostéite tuberculeuse* de Prud'homme (1) ; à vrai dire, ce mot de tuberculose, que nous voyons pour la première fois appliqué à une lésion osseuse, n'est justifié par aucune considération anatomo-pathologique et semble avoir été plutôt dicté par une vue de l'esprit ; le diagnostic, d'ailleurs, paraît vraisemblable. Après lui, viennent des publications de tuberculoses locales ou généralisées dues à Larrey (1850-51) (2), Bertherand (1853) (3), Echeverria (1860) (4), L. Colin (1861) (5), formant un premier groupe antérieur aux tra-

---

(1) Recueil de mémoires de médecine militaire (1848).
(2) Tuberculose testiculaire (*Bulletin de médecine*).
(3) Entéro-péritonite tuberculeuse (*Recueil*).
(4) Tuberculose des vertèbres (Thèse de Paris).
(5) Masses tuberculeuses du cervelet (Paris, 1861).

vaux de Villemin. Puis, dans un second groupe plus en rapport avec les progrès de la science, les observations ou mémoires de Chabert (1870) (1), de Laveran (1873) (2), de Valicourt (1880) (3), de Salleron (1871) (4), les travaux de Charvot et Gaujot (1874-82) (5), de Poulet (1884) (6), de Delorme (1887) (7). — D'autres mémoires, publiés ailleurs, des traités même sont dus aussi à la plume de médecins militaires distingués, — nous les signalerons au cours des différents chapitres. Tous les jours, on le voit, les travaux de nos collègues sur les diverses formes de la tuberculose deviennent de plus en plus nombreux et importants ; c'est que l'armée est une mine malheureusement inépuisable d'observations relatives à cette maladie.

Notre étude comporte les chapitres suivants :

    I. Etat de la tuberculose au 122e de ligne.
    II. Statistique.
    III. Étiologie.
    IV. Contagion.
    V. Clinique.
    VI. Prophylaxie. — Médecine administrative.

CHAPITRE I.

TUBERCULOSE AU 122e DE LIGNE DANS LES QUINZE DERNIERS MOIS.

Pendant les quinze mois qui se sont écoulés d'août 1886 à octobre 1887, le 122e de ligne, à l'effectif de deux bataillons et demi, a eu, dans la garnison de Montpellier :

---

(1) Tuberculose pulmonaire et ganglionnaire (*Recueil*).

(2) Tuberculose aiguë généralisée (*Recueil*).

(3) Tuberculose aiguë généralisée (*Recueil*).

(4) Tuberculose testiculaire (*Recueil*).

(5) De la périostite externe. — Étude sur un cas de tuberculose chirurgicale suraiguë (*Gazette hebdomadaire des sciences médicales,* 1879 et 1882).

(6) Du traitement de l'adénite cervicale tuberculeuse des soldats par l'extirpation et le raclage (*Recueil*).

(7) Observations d'intervention chirurgicale chez des tuberculeux.

1° Tuberculose pulmonaire, 28 cas, dont..............
- Réformés 23
- Libérés 3
  (Dont 1 réformé 3 mois après.)
- Décédé...................... 1
- Actuellement à l'hôpital....... 1

2° Tuberculose osseuse, articulaire ou testiculaire, 7 cas, savoir..................
- Réformés.................... 5
- Décédés 2

3° Fièvre tuberculeuse, 7 cas (dont 2 avec hémoptysies), savoir.................
- Présents actuellement au corps et provisoirement guéris....... 2
- En congé de convalescence.... 2
- Libéré...................... 1
- Parti comme soutien de famille. 1
- A l'hôpital.................. 1

4° Pleurésies aiguës ou chroniques et otites purulentes chroniques (quelquefois les deux ensemble), 9 cas....
- Réformés.................... 3
- Présents au corps dans des emplois de repos............. 4
- En convalescence............ 2

TOTAL (1)..
- 35 cas de tuberculoses diverses confirmées.
- 7 cas de fièvre tuberculeuse (1 avec pleurésie).
- 9 cas de pleurésies aiguës ou chroniques, ou d'otites purulentes chroniques.

Si nous ne tenons compte que des 35 cas de tuberculose confirmée, laissant de côté les 16 autres cas de tuberculose *suspecte* ou *imminente*, nous enregistrons, en 15 mois, une moyenne pour 1000 qui dépasse près de 7 fois le déchet annuel tuberculeux (décès et réformes), signalé par la Statistique médicale de 1883 (p. 35).

L'effectif annuel des présents du 122ᵉ régiment n'atteint presque jamais 1000 hommes dans la garnison de Montpellier, et est souvent inférieur à ce chiffre.

Nous avons appelé, en temps utile, l'attention de qui de droit sur ces chiffres anormaux, qui étaient loin de s'élever si haut les années précédentes, bien que la moyenne du déchet tuberculeux y ait été toujours *très sensiblement dépassée.*

---

(1) Ne sont pas comptés : 4 cas appartenant au corps, mais survenus dans des garnisons voisines ; 1 cas concernant un homme réformé huit jours après son arrivée au corps, etc.

Dans le même temps, les autres corps de la garnison nous donnaient les résultats suivants :

2e régiment du génie (en 21 mois). — Effectif moyen de 1800 à 2000 hommes (moyenne : 1900 hommes).			
Tuberculose pulmonaire.	Réformés......... 27 Décès............ 2 Convalescence..... 7	36
Tuberculose osseuse....	Réformé............. 1	
Tuberculose testiculaire.	Libéré........... 1 Au corps......... 1	2
Pleurésie chronique....	Réformé......... 3 (dont 1 tuberculeux) À l'hôpital........ 1 (empyème).	4
Otorrhée chronique....	Réformé......... 1 En convalescence.. 1	2

Total 45, dont..	Réformés.................. 32 Décédés..................... 2 Libéré........................ 1 Au corps.................... 1 Hôpital...................... 1 Convalescents 8

Si nous admettons que les tuberculeux signalés comme n'ayant eu que des convalescences peuvent guérir, il nous reste 38 hommes tuberculeux, soit par an et pour 1000 de l'effectif : 11,4 ; c'est-à-dire près de trois fois le déchet annuel moyen de toute l'armée.

16e section de commis d'ouvriers d'administration (détachement). — Effectif moyen : 100 hommes. (En deux ans.)			
1886	Tuberculose pulmonaire.	Réformés............. 2 Décédé............... 1 (Sous-officier.)	
	Otite purulente chronique ...	Réformé............. 1	
	Pleurésie	Libéré. .... 1 Présent au corps...... 1	
1887	Tuberculose pulmonaire.....	Réformés .... 2 (Sous-officiers, dont 1 sergent-major rengagé, qui paraît avoir apporté les germes avec lui de sa précédente garnison.)	
	Tuberculose testiculaire................ 1 (Sous-officier présent au corps.)		

Ces chiffres dépassent de plus de 7 fois la moyenne pour 1000.

Nota. — Le casernement de ce détachement est le même que l'un des deux qui sont affectés au 122e régiment, mais les locaux occupés sont dans des bâtiments séparés par une vaste cour.

Maladies antérieures. — Parmi tous les malades du **122ᵉ** de ligne, réformés ou non, **28** avaient été soignés à l'hôpital pour les affections suivantes :

Bronchite..................................	2
Pneumonie	1
Pleurésie.................................	18
Fièvre typhoïde...........................	2
Embarras gastrique fébrile................	2
Blépharite chronique......................	1
Lumbago chronique (?).....................	2 (Ce sont

2 cas de tuberculose osseuse.)

Nous avons adopté, comme règle invariable, de présenter immédiatement pour la réforme tout homme qui nous offre les premiers signes de tuberculose : amaigrissement et affaiblissement progressif, pâleur terreuse de la face, effilement du nez, légère fièvre et anorexie le soir, petite toux sèche, anhélation à la suite de la moindre marche, le tout accompagné des quelques signes locaux du début. Notre manière de voir est partagée par tous les médecins militaires de la garnison, ce qui fait que nous ne gardons jamais dans la chambrée un homme simplement suspect de tuberculose.

D'autre part, nous sommes convaincu par l'expérience que l'atmosphère nosocomiale est funeste aux tuberculeux naissants; aussi n'avons-nous jamais hospitalisé que ceux dont l'état demandait une thérapeutique appropriée urgente. — Quant aux autres, nous les isolions, le jour même où ils se présentaient à nous, dans un local spécial de l'infirmerie, et nous les proposions immédiatement pour la réforme si la commission se réunissait dans les huit jours ; sinon, nous les envoyions en congé de convalescence d'un mois en leur recommandant de revenir le jour de la réunion de la commission.

De cette manière, un tuberculeux ne séjournait pas au quartier dès qu'il était découvert. Nous dirons, plus loin, quelles précautions nous prenions à l'égard de ses effets d'habillement et de couchage, du local qu'il avait habité pendant quelques jours à l'infirmerie, et de la place qu'occupait son lit dans la chambre.

RÉPARTITION DES TUBERCULEUX OU SUSPECTS DE TUBERCULOSE.

A) *Par bataillon :*

		1ʳᵉ compagnie.....	2
1ᵉʳ bataillon.. 16 tuberculeux.	{	2ᵉ —	4
		3ᵉ —	5
		4ᵉ —	5

		1ʳᵉ compagnie.....	1
3ᵉ bataillon... 14 tuberculeux.	{	2ᵉ —	3
		3ᵉ —	8
		4ᵉ —	2

		1ʳᵉ compagnie.....	7
4ᵉ bataillon... 18 tuberculeux.	{	2ᵉ —	5
		3ᵉ —	4
		4ᵉ —	2

Dépôt.. 4

B) *Par casernement.* — Le **122ᵉ** de ligne a deux casernements dans la ville de Montpellier. L'un se compose d'un très grand nombre de chambres entre lesquelles étaient répartis un bataillon et demi plus le dépôt. L'autre bataillon était logé dans un casernement n'ayant qu'une *unique pièce* au rez-de-chaussée, contenant près de 300 lits. Nous retrouvons 14 de nos malades du 4ᵉ bataillon atteints de tuberculose confirmée ou suspecte (dont 9 tubercul. pulm.), ayant habité ce casernement du mois d'octobre 1886 au mois d'octobre 1887, et ayant contracté leur maladie *pendant cette période.*

Du mois d'octobre 1885 au mois d'octobre 1886, c'était le 3ᵉ bataillon qui l'occupait, et nous constatons pendant les trois mois, de juillet à octobre 1886, 7 cas de maladies tuberculeuses parmi les hommes qui l'ont habité.

Il y a longtemps que ce local est considéré comme malsain, favorable aux pleurésies, aux rhumatismes, aux fièvres éruptives l'hiver, très chaud l'été. Aussi, ces inconvénients sont-ils supportés tour à tour par chaque bataillon du régiment.

C) *Par département.* — L'Ariège, l'Aveyron, la Lozère,

le Cantal, départements de montagnes, fournissent à eux quatre 19 cas à notre statistique ; l'Hérault et la Haute-Garonne 10 cas ; les autres cas se répartissent entre 14 départements.

D) *Par profession.* — Les cultivateurs nous fournissent 17 cas à eux seuls ; les commis et employés, 3 ; les journaliers, 4 ; les charpentiers et maçons, 6 ; les étudiants, 2 ; les cordonniers, 2 ; les 16 autres cas se répartissent en treize autres corps d'états ou professions. On remarquera l'influence déjà constatée du milieu urbain sur le développement de la tuberculose : 17 hommes de la campagne ont payé leur tribut à ce changement de vie, au passage de l'atmosphère des champs à l'air confiné de la ville et de la caserne.

E) *Par âge :*

```
De 21 à 22 ans........................ 11 cas.
De 22 à 23 ans........................ 21 —
De 23 à 24 ans........................  7 —
De 24 à 25 ans........................  9 —
De 25 à 26 ans........................  2 —
```

C'est donc de **22** à **23** ans que nous remarquons le plus de cas de tuberculose, sans qu'on puisse affirmer que c'est dans la deuxième année de service, car un certain nombre d'ajournés ou d'hommes en sursis d'appel n'arrivent au corps qu'après avoir atteint ou dépassé leur 22e année.

F) *Par temps de service :*

```
De 0 à 1 an de service................. 20 cas.
De 1 à 2 ans    —     ................. 19 —
De 2 à 3 ans    —     .................  7 —
De 3 à 4 ans    —     .................  2 —
De 4 à 5 ans    —     .................  2 —
```

C'est dans les deux premières années de service que l'élimination par tuberculose pèse le plus lourdement sur l'effectif, aujourd'hui que nous n'avons, pour ainsi dire, plus de vieux soldats (moyenne : 18 mois de service).

G) *Par catégories :*

```
Appelés ou devançant l'appel......... 41 (parmi lesquels 7 ajournés).
Engagés volontaires ou conditionnels.  9
```

H) *Par degré de vigueur en arrivant au corps :*

Forts. 15
Moyens. 18
Faibles et insuffisants................... 17

Les *forts* qui ont été terrassés par la tuberculose sont surtout les montagnards, cultivateurs de l'Aveyron, de la Lozère, du Cantal et de l'Ariège ; d'ordinaire, ils présentent les attributs extérieurs d'une vigueur qui semblerait promettre davantage pour l'avenir. Il est de remarque commune que la fièvre typhoïde les atteint aussi de préférence aux hommes de la plaine, beaucoup moins forts qu'eux en apparence, mais plus réfractaires aux causes nombreuses de morbidité militaire.

I) *Répartition par tailles, dans leurs rapports avec le périmètre thoracique :*

	TAILLE DE 1m,55 A 1m,60.					TAILLE DE 1m,60 A 1m,65.				
	TOUR DE POITRINE A L'EXPIRATION.					TOUR DE POITRINE A L'EXPIRATION.				
	De 0m,75 à 0m,80.	De 0m,80 à 0m,85.	De 0m,85 à 0m,90.	De 0m,90 à 0m,95.	De 0m,95 à 1 mètre.	De 0m,75 à 0m,80.	De 0m,80 à 0m,85.	De 0m,85 à 0m,90.	De 0m,90 à 0m,95.	De 0m,95 à 1 mètre.
Nombre de cas de tuberculose......	1	»	4	2	»	2	3	8	1	»
	TAILLE DE 1m,65 A 1m,70.					TAILLE DE 1m,70 A 1m,75.				
Nombre de cas de tuberculose......	»	6	5	1	»	1	4	5	4	»
	TAILLE DE 1m,75 A 1m,80.					TAILLE DE 1m,80 A 1m,85.				
Nombre de cas de tuberculose......	»	»	»	»	»	»	»	»	»	»

Il résulte de l'examen de ce tableau :

1º Que dans les tailles de 1^{m},55 à 1^{m},65, il y a eu 21 cas de réformes, dont :

18 correspondant à des tours de poitrine de 0^{m}75 à 0^{m}90
3   de 0^{m}90 à 1^{m}00

2° Que dans les tailles de 1ᵐ,65 à 1ᵐ,75, il y a eu 26 cas de réformes, dont :

$$21 \text{ correspondant à des tours de poitrine de } 0^m75 \text{ à } 0^m90$$
$$5 \qquad\qquad — \qquad\qquad \text{de } 0^m90 \text{ à } 1^m00$$

Confirmation nouvelle de ce fait que les thorax larges, amples, bien développés, sont une garantie contre une prédisposition de la tuberculose.

J) *Par poids à l'arrivée.* — C'est de 55 à 65 kilos que nous trouvons presque tous les cas de tuberculose. Au-dessous, on en rencontre encore 7; au-dessus, une proportion très faible.

Influence des professions. — Un certain nombre de nos tuberculeux ou suspects avaient des emplois relativement sédentaires qui les soustrayaient à l'influence bienfaisante des exercices extérieurs; 18 se trouvaient dans ce cas. Nous reviendrons sur ce sujet au chapitre « contagion ».

Parmi les 6 militaires atteints de tuberculose osseuse, se trouvent deux hommes dont l'un, S..., entré à l'hôpital pour un abcès phlegmoneux du coude droit, fut atteint, dans le cours du traitement de cet abcès, très lent à guérir, d'une ostéo-arthrite tuberculeuse du pied droit qui nécessita l'amputation du tarse, puis de la jambe. L'homme succomba, après un très long séjour à l'hôpital, libéré et soigné au titre civil.

Le second de ces sujets, Mau..., soigné à l'hôpital du lieu, pour *pleurésie avec épanchement* et envoyé en convalescence, revint avec une fistule thoracique postérieure droite.

Quant aux 4 derniers soldats atteints de tuberculose osseuse en si peu de temps, leur maladie se présenta de semblable façon et traversa chez tous des phases absolument identiques.

Ils se plaignirent d'un lumbago, d'une sensation de barre qui ne céda pas au traitement, puis éprouvèrent de la difficulté à se baisser, et se déjetèrent légèrement en avant. L'un d'eux, qui avait fait une chute au gymnase, avant d'éprouver ces douleurs, fut envoyé à Barèges pour *dou-*

leurs rhumatismales chroniques de la région sacro-lombaire. Il revint dans le même état, un peu plus déjeté à droite. Un de mes collègues, à qui je le présentai, ne suspecta pas, toutefois, de lésion profonde. Quelques semaines après, je constatai une voussure manifeste de la région lombaire gauche, augmentant lorsqu'il se tenait droit ou faisait des efforts, diminuant lorsqu'il se baissait; enfin, l'abcès ossifluent se dessina, et l'homme, sur ma proposition, préféra être rendu à sa famille par la réforme qu'aller à l'hôpital. — C'était un *charpentier*.

Quelques mois après, je constatai 2 autres cas semblables; même début insidieux, mais constatation plus rapide du diagnostic, l'expérience des cas précédents m'ayant suffisamment instruit. — L'un était *clairon*, l'autre *infirmier*.

Les deux premiers étaient solides, vigoureux, sans antécédents héréditaires.

Je ferai enfin remarquer que 4 infirmiers figurent sur ce tableau. Or, pendant cette période, 2 caporaux et 7 infirmiers se sont succédé à l'infirmerie; sur ce nombre, je relève les mutations suivantes :

2 caporaux infirmiers......
- 1 libéré, *puis réformé*, 3 mois après, pour *tuberculose pulmonaire*.
- 1 présent.

8 infirmiers.....
- 3 réformés. { 1 par maladie organique du cœur. / 2 par tuberculose pulmonaire.
- 2 libérés.
- 1 atteint de fièvre tuberculeuse (?). Guéri, rentré dans le rang.
- 2 présents.

Je dois ajouter, cependant, qu'un de ces infirmiers, le nommé C..., placé à l'infirmerie comme infirmier auxiliaire, à titre de malingre, avait déjà été atteint de bronchite et de pleurésie, et qu'il n'a pas contracté sa maladie dans les locaux de l'infirmerie.

Pertes du 122ᵉ de ligne pour maladies tuberculeuses ou confinant à la tuberculose, pendant les neuf années qui ont précédé.

Des recherches sur les registres de l'infirmerie du corps m'ont fait constater les résultats suivants :

DÉCÈS.   RÉFORMES.

1876.

Méningite tuberculeuse...	1		Bronchite spécifique.....	2
Mal de Pott.............	1	3	Laryngite et bronchite chroniques...............	6
Bronchite chronique.....	1		Scrofule................	1
			Carie du tibia (?)........	1
			Otite chronique.	1
			Pleurésie chronique......	1

12

Total................. 15

1877.

Mal de Pott.............	1		Tuberculose pulmonaire..	3
Méningite tuberculeuse...	1	3	Bronchite chronique.	1
Tuberculose pulmonaire..	1		*Arthrite chronique.......*	1
			Otite chronique..........	1
			Pleurésie chronique.......	1

7

Total................. 10

1878.

Bronchite et péritonite tuberculeuse............	1		Bronchite chronique......	2
Bronchite spécifique.	1	2	Tuberculose pulmonaire..	3
			Carie vertébrale.........	1
			(Mal de Pott).	

6

Total................ 8

1879.

Tuberculose pulmonaire..... 4

Total................. 4

1880.

Méningite tuberculeuse......	1	Tuberculose pulmonaire..	7
		Bronchite chronique......	1
		Pleurésie chronique.....,	1

9

Total................ 10

1881.

Expédition de Tunisie; année anormale; [n'a pas été comprise dans nos recherches.

DÉCÈS. RÉFORMES.

1882.

Néant.

Tuberculose pulmonaire.. 9
Scrofule............... 1
Otite chronique......... 1 } 12
Arthrite chronique....... 1

Total............... 12

1883.

Néant.

Bronchite spécifique et hé-
  moptysie............. 5
Arthrite tuberculeuse.... 1
Bronchite chronique...... 1 } 9
Arthrite chronique....... 1
Carie du cubitus (?)...... 1

Total............... 9

1884.

Néant.

Pleurésie chronique...... 1
Bronchite tuberculeuse... 7 } 10
Carie (?).............. 1
Bronchite chronique...... 1

Total............... 10

1885.

Bronchite spécifique......... } 5
Empyème.................. }

Bronchite spécifique...... 9 } 10
Tuberculose osseuse..... 1

Total............... 15

1886.

Tuberculose pulmonaire...... 2
(dont 1 officier).

Bronchite spécifique...... 10
  (3 avec hémoptysie).
Tuberculose osseuse..... 4
Tuberculose testiculaire.. 2 } 19
Otite chronique.......... 2
Pleurésie chronique...... 1

Total............... 21 (1)

---

(1) Ce chiffre de 21 n'indique que les réformes et décès *tuberculeux confirmés*. En y comprenant les libérés tuberculeux ou présents au corps suspects, nous en aurions 26. De même en 1887, au lieu de 37, nous n'en avons que 26, en éliminant les *fièvres tuberculeuses, pleurésies chroniques*, et les *tuberculeux libérés*. — Nous avons voulu ainsi mettre en concordance ces deux années avec les précédentes, pour lesquelles les renseignements nous font défaut, en dehors du registre des catégories.

DÉCÈS.   RÉFORMES.

1887 (jusqu'au 1er octobre).

Tuberculose pulmonaire..... 1	Tuberculose pulmonaire.. 20	
	Tuberculose osseuse..... 3	25
	Arthrite chronique....... 1	
	Otite chronique.......... 1	
Total................. 26		

Nota. — Les réformes prononcées à l'arrivée au corps ont été supprimées de cette statistique, comme non contractées par le fait du séjour dans la caserne, ce qui n'a pas lieu pour la statistique médicale de l'armée.

Les réservistes ont été éliminés également de nos recherches.

CHAPITRE II.

ÉTUDE STATISTIQUE.

La tuberculose, qui disputait autrefois à la fièvre typhoïde la première place sur la liste des causes de décès, a été reléguée au second plan, depuis que la durée du service militaire a été réduite. Le vieux soldat, en effet, était une proie facile pour cette maladie, et il n'y a presque plus, aujourd'hui, de militaires de cette catégorie. Mais le rôle de la tuberculose est encore trop considérable si l'on tient compte, comme on doit le faire, non seulement des décès, mais aussi des réformes qu'elle provoque.

Chiffres anciens.

A) *Armée française.* — Déjà, en 1845, la recherche des causes de la phtisie dans l'armée et des moyens de la prévenir était mise au concours ; le professeur Godelier eut l'honneur d'être le lauréat du conseil de santé des armées. Il évaluait à 8 pour 1000 hommes, à l'époque de son travail, la mortalité par phtisie dans l'armée française.

A son tour, Ely donna les chiffres suivants :

Armée autrichienne.......   8 à 10 pour 1000 hommes.
Armée belge.............   3,32   —

De 1834 à 1841, Balfour établit la statistique de l'armée anglaise pour 1814-37. Déjà, il constate que la tuberculose et la fièvre typhoïde sont les plus communes et les plus meurtrières des maladies de l'armée anglaise. En 1831, Benoiston fournit une statistique où les erreurs sont nombreuses. Boudin (1845), Tholozan (1859), donnent à leur tour leurs chiffres. Laveran père (1860) évalue à 4 ou 5 pour 1000 le nombre des phtisiques que perd annuellement l'armée par décès. Vallin (1868) évalue à 3 pour 1000 la proportion des décès pour 1000 d'effectif.

Lagneau constate une plus grande mortalité, pour ce motif, dans l'armée que dans la vie civile.

A la même époque, d'après Sormani (1), la mortalité générale ancienne des armées, autant que peuvent permettre de la fixer d'anciens documents, était évaluée de la manière suivante :

B) *Armées étrangères :*

Armée piémontaise (1834-43) = 15.8 pour 1000. (Dr Pecco) (2).
    —   —   (1857) = 17.4   —
    —   française   (1822-23) = 28.1   —   ⎫
    —   —.   (1820-26) = 19.4   —   ⎪ Benoiston,
    —   —   (1842-48) = 19.4   —   ⎬ Boudin, Laveran.
    —   —   (1846-48) = 16   —   ⎭
    —   anglaise   (1819-28) = 15   —   ⎫ Parkes.
    —   —   (1830-46) = de 15 à 20 p. 1000. ⎭
    —   prussienne (1829-38) = 13.1 pour 1000. ⎫ Casper.
    —   —   (1846-49) = 14   —   ⎭
    —   russe   (1841-52) = 37.4   —
    —   —   (1858-68) = 16.5   —

Documents divers. — Voici une série de documents qui donneront un aperçu de la mortalité par phtisie dans les diverses armes et aux diverses époques :

---

(1) Congrès de Genève, 1882.
(2) Mortalité parallèle de la population mâle civile : 9, 2.

NOMS des AUTEURS.	DOCUMENTS CONSULTÉS.	PÉRIODE D'OBSERVA-TION.	PROPORTION DES DÉCÈS ANNUELS par phtisie pulmonaire	
			dans l'armée.	dans la population civile.
			pour 1000.	pour 1000.
Benoiston....	Décès de l'armée française.	1820-26	1.6 à 1.7	»
Godelier.....	Registres des décès à l'hôpital de Strasbourg. — Statistique médicale de l'armée anglaise. — Documents empruntés à Benoiston et Lombard, de Genève....	1829-43	6	6 à 7
Boudin......	Statistique anglaise et française	1838-44	6	4.3
Tholozan	Statistique anglaise	1838-44	10.4	6.3
Laveran père..	Documents puisés au ministère de la guerre........	1846-58	4.5	»
Bertillon.....	Statistique belge, suisse, anglaise et française.......	1848-60	4 à 6	3.2 à 4.2
Ely.........	Statistique française.......	1862-69	3	3.8
Vallin....:...	Statistique médicale de l'armée française.........	1862-69	3.6	»

Marvaud(1) fit paraître ensuite les documents suivants :

	PROPORTION DES DÉCÈS pour 1000 d'effectifs.		TOTAL.
	par phtisie pulmonaire.	par affections pulmonaires attribuables à la tuberculose.	
Statistique de l'armée française (1862-76) :			
1re période (1862-69)................	1.53	0.62	2.15
2e période (1872-76)............. ...	1.47	0.23	1.70
Moyenne des deux périodes.....	1.50	0.42	1.92

En y joignant les retraites et réformes pour tuberculose, on a le tableau suivant :

---

(1) Marvaud, 1880. — *Étude des causes de mortalité et de morbidité de l'armée française.*

	PERTES POUR 1000 D'EFFECTIF		TOTAL.
	par décès.	par retrait et réformes.	
Marvaud... { 1re période....	2.15	0.80	2.95
{ 2e période.............	1.70	0.60	3.30
Moyenne de deux périodes.....	1.92	1.20	3.12

Le tableau de Marvaud montre qu'on agissait, autrefois, avec les tuberculeux, d'une tout autre façon qu'aujourd'hui. Les pertes par décès sont, en effet, dans son tableau, supérieures à celles par élimination. C'est le contraire qui arrive actuellement. La précision plus grande du diagnostic, grâce à la recherche du bacille dès le début, les instructions officielles plus pressantes, enfin la conviction qui nous est commune à tous que les tuberculeux n'ont qu'à perdre au sein d'une atmosphère nosocomiale ; toutes ces considérations, disons-nous, font que les proportions sont aujourd'hui renversées. Plus d'éliminations par retraites et réformes, et moins de décès. L'humanité y gagne, car un certain nombre de ces malades, réformés au début de leur maladie, voient indubitablement le processus s'arrêter.

Faisons remarquer, une fois pour toutes, que les statistiques les plus consciencieuses présentent toujours de nombreux points faibles, de grandes lacunes. Elles se transforment avec le progrès scientifique ; et, d'ailleurs, telle période décadaire ne pourrait plus présenter les mêmes éléments d'investigation que la période décadaire qui suit ou qui précède. Des découvertes successives viendront diminuer, sans doute, le nombre des divisions et subdivisions de notre nomenclature, mais aussi compliquer singulièrement la tâche des chercheurs. C'est ce dont chacun peut se rendre compte à propos de la tuberculose. Les affections pulmonaires « *attribuables à la tuberculose* », aux yeux de Marvaud, ouvrent aux statisticiens un champ bien vaste, mais non moins fertile en critiques. Nous ne lui reprochons pas sa manière de voir, elle est rationnelle et large si l'on veut ; et, pour notre part, nous avons suivi sa méthode, comme on le verra plus loin, tout en exprimant de prudentes réserves sur les résultats fournis par cette partie *discutable* de notre statistique personnelle.

Landouzy (1) admet que la bronchite chronique simple est très rare dans l'armée et qu'elle est presque toujours, ou plutôt toujours spécifique. Il constate que, de 1872 à 1878, le total moyen des décès, retraites et réformes à ces deux titres atteint 4.11 pour 1000.

D'après les renseignements fournis par le volume de 1883, de la statistique militaire, la tuberculose serait en diminution croissante d'année en année ; les tableaux suivants en feraient foi (p. 34, Stat. 1883).

TABLEAU I. — *Nombre des décès, retraites et réformes par tuberculose pendant les années 1876-1883.*

ANNÉES.	DÉCÈS.	DÉCÈS POUR 1000.	RETRAITES et RÉFORMES.	RETRAITES et RÉFORMES pour 1000.
1	2	3	4	5
1876	746	1.8	1638	4.10
1877	684	1.6	1340	3.1
1878	510	1.1	1306	2.9
1879	536	1.23	1249	2.86
1880	528	1.24	1248	2.7
1881	481	1.05	1206	2.65
1882	468	1.00	1336	2.88
1883	477	1.04	1200	2.63

La mortalité moyenne pour toute l'armée, dans cette période, est de 1.2 pour 1000 ; la proportion de réformes et retraites de 2.9 pour 1000.

---

(1) Thèse de Paris, 1882.

TABLEAU II. — *Total des déchets tuberculeux (1876-1883).* — *Proportion pour 1000 d'effectif.*

ANNÉES.	DÉCÈS.	RETRAITES et RÉFORMES.	TOTAL.
1	2	3	4
1876	1.8	4.0	5.8
1877	1.6	3.1	4.7
1878	1.1	2.9	4.0
1879	1.23	2.86	4.09
1880	1.24	2.7	3.34
1881	1.05	2.65	3.70
1882	1.00	2.88	3.88
1883	1.04	2.63	3.67

TABLEAU III. — *Tableau des pertes de l'armée (décès, réformes), pour tuberculose (1876-1883), groupées par corps d'armée.*

CORPS D'ARMÉE.	DÉCÈS pour 1000.	RÉFORMES pour 1000.	TOTAL pour 1000.	CORPS D'ARMÉE.	DÉCÈS pour 1000.	RÉFORMES pour 1000.	TOTAL pour 1000.
1	2	3	4	5	6	7	8
Gouvernem. de Paris.	1.7	2.5	4.2	10e corps............	1.6	3.1	4.7
1er corps............	1.2	4.1	5.3	11e —	1.2	4.05	5.25
2e —	1.1	2.8	3.9	12e —	1.5	4.3	5.8
3e —	1.2	3.1	4.3	13e —	0.86	5.37	6.23
4e —	1.51	4.66	6.17	14e —	1.4	2.4	3.8
5e —	1.6	3.2	4.8	15e —	0.9	2.4	3.3
6e —	1.3	3.3	4.6	16e —	1.02	3.5	4.52
7e —	0.8	2.06	2.86	17e —	1.03	2.9	3.93
8e —	1.2	5.07	6.27	18e —	1.07	5.11	6.48
9e —	1.2	3.7	4.9	19e (Pour mémoire.)	1.03	0.7	1.73

Les corps d'armée qui présentent les déchets annuels tuberculeux les plus élevés sont : les IVe, VIIIe, XIIIe et XVIIIe. Nous ne citons que pour mémoire le XIXe corps, ne pouvant le comparer à ceux de la Métropole, le recrutement indigène, la différence de climat exerçant une grande influence sur les résultats statistiques, surtout en ce qui concerne la tuberculose.

A notre tour, nous ne trouvons pas ces indications suffisantes, et nous avons établi les tableaux suivants :

TABLEAU IV. — *Tableau des réformes, retraites et non-activité prononcées dans la période (1876-1883), pour les maladies suivantes (personnel).*

ANNÉES.	ARTHRITES chroniques et tumeurs blanches.	HÉMOPTYSIE, bronchite chronique, pneumonie et pleurésie chroniques, carie vertébrale, déformation du thorax.	TUMEURS des testicules.	OTITES et otorrhées chroniques.	SCROFULOSE et adénites.
1	2	3	4	5	6
1876	278	326	56	124	178
1877	255	448	45	92	209
1878	227	682	32	111	166
1879	205	692 (2 hémoptysies).	30	123	188
1880	238	698 (1 hémoptysie).	44	129	186
1881	247	804 (2 hémoptysies).	35	135	188
1882	319	840 (20 hémoptysies).	69	146	185
1883	238	744 (9 hémoptysies).	27	180	159

TABLEAU V. — *Tableau des décès, non-activité, réformes pour scrofule et adénite par année, à mettre en parallèle avec le tableau II (personnel).*

ANNÉES.	SCROFULES.	ADÉNITES.	DÉCHETS totaux.	EFFECTIF ANNUEL de l'armée.	PROPORTION pour 1000 présents.
1876	56	122	178	405,004	0.43
1877	56	153	209	424,632	0.49
1878	74	92	166	440,614	0.37
1879	99	89	188	424,754	0.44
1880	101	85	186	438,471	0.42
1881	99	89	188	454,911	0.41
1882	92	93	185	463,848	0.39
1883	82	77	159	455,608	0.34

TABLEAU VI. — *Tableau des décès, non-activité, réformes pour scrofule et adénite par corps d'armée, à mettre en parallèle avec le tableau III (personnel).*

ANNÉES.	GOUVERNEMENT DE PARIS.	CORPS D'ARMÉE.																		
		Ier.	IIe.	IIIe.	IVe.	Ve.	VIe.	VIIe.	VIIIe.	IXe.	Xe.	XIe.	XIIe.	XIIIe.	XIVe.	XVe.	XVIe.	XVIIe.	XVIIIe.	XIXe.
1876	26	14	9	6	4	10	11	9	8	3	3	12	1	7	17	11	8	6	11	4
1877	24	12	14	3	7	14	22	15	11	6	4	11	8	9	14	7	12	5	8	4
1878	13	9	5	4	5	7	7	9	9	11	12	10	3	9	5	18	5	9	13	3
1879	14	11	8	6	4	14	13	7	10	8	12	6	14	9	17	14	5	6	7	3
1880	10	17	10	7	7	10	18	9	9	3	8	11	11	6	9	6	14	4	12	5
1881	12	16	5	3	8	7	3	5	2	19	12	11	12	9	10	10	8	17	10	9
1882	9	11	10	3	6	8	15	9	5	7	17	11	6	5	16	6	18	3	13	7
1883	13	9	5	5	7	5	11	10	12	15	8	11	11	3	4	16	8	3	6	5
TOTAUX......	121	99	66	37	48	75	100	73	66	72	76	83	66	55	92	88	82	53	80	40
MOYENNE des 8 années.	15	12.3	8.2	4.2	6	9.3	12.5	9	8.2	9	9.5	8	8.2	7	11.5	11	10.2	7	10	5
EFFECTIF MOYEN des 8 années.	51607	23747	15737	11856	11868	17169	44705	25117	18995	18544	15221	15901	15107	12463	36137	23110	18298	17154	18303	»
PROPORTION pour 1000.	0.27	0.50	0.58	0.38	0.50	0.54	0.29	0.35	0.43	0.48	0.62	0.50	0.54	0.56	0.31	0.47	0.55	0.48	0.54	»

TABLEAU VII, résumant les tableaux II et IV. — *Pertes de l'armée pour tuberculose ou maladies confinant à la tuberculose (Prop. pour 1000 de l'effectif* (personnel).

ANNÉES.	EFFECTIFS.	TUBERCULOSE pulmonaire.	ARTHRITES chroniques et tumeurs blanches.	BRONCHITE, pneumonie, pleurésie chroniques, épanchement, carie vertebrale, hémoptysie, déformation du thorax.	TUMEURS du testicule, otite et otorrhée chroniques.
1876	405004	5.8	0.68	0.80	0.44
1877	424632	4.7	0.60	1.05	0.32
1878	430113	4.0	0 52	1.5	0 33
1879	424754	4.09	0.40	1.6	0.35
1880	438471	3.31	0.54	1.5	0.39
1881	454991	3.70	0.54	1.7	0.37
1882	468888	3.88	0.69	1.7	0.45
1883	455608	3.67	0.52	1.3	0.45

Population civile. — La mortalité par tuberculose est, au dire de tous les auteurs, plus faible à proportions égales dans l'élément civil que dans la collectivité militaire, et cette différence est d'autant plus à noter que les tuberculeux réformés par le conseil de revision ou par les commissions mensuelles de réforme viennent fatalement grossir les chances de mortalité civile par tuberculose.

TABLEAU VIII. — *Mortalité par phtisie dans la population civile*
(Marvaud).

DOCUMENTS CONSULTÉS.	Sur 1000.	De 20 à 25 ans.	DOCUMENTS CONSULTÉS.	Sur 1000.	De 20 à 25 ans.
Paris, 1845-1851.....	3.8	3.4	Dantzig, 1877 (Liévin)..............	2.5	»
— 1851-1855.....	6	»	Breslau, 1877 (Relevé de la Municipalité)	3	»
— 1868-1869.....	4.95	»			
Bordeaux, 1858-1860.	3.30	»			
Angleterre (Londres), 1851-1860	4.5	3.7	Cologne, 1877 (Bureau de la Statistique) ..	4.5	»
Belgique, 1856-1859 (Statestoff)........	3.7	4	Berlin, 1877 (Bureau de la Statistique)...	3.5	»
Limbourg...........	4.9	3.9			
Flandres...........	4.6	4.2	Gibraltar, 1860 (Balfour)..............	»	3.7
Canton de Genève, 1838-1855 (Marc d'Espine)..........	2.5	3.6	Munich, 1877 (Bureau de la Statistique)...	3.8	»
Suisse, 1877 (Bureau de la Statistique)..	3.35	»	Vienne, 1877 (Bureau de la Statistique). .	6.7	»

On voit qu'il y a prédominance de la phtisie dans l'armée sur la population civile du même âge ; la première catégorie, composée d'hommes forts, vigoureux, choisis ; la deuxième recevant tous les déchets de la première et contenant déjà tout ce que l'armée n'a point voulu prendre, les malingres, faibles de constitution, phtisiques avérés, etc...

Sormani (1) fait, dans le tableau suivant, le parallèle de la mortalité entre la population civile des divers pays et la population militaire :

Tableau IX.

PAYS.	MORTALITÉ DE LA POPULATION TOTALE		MORTALITÉ DES TROUPES.
	1868-1877.	1873-1877.	1873-1877.
Angleterre...........	21.9	21.7	8.4
France.............	24.4	22.4	9.2
Prusse	27.1	26.9	5.7
Italie.............	29.6	29.5	11.6
Autriche (Cisleithane) ...	31.9	32	11.2
Hongrie............	39.4	43.2	14.2
Russie (*).........	37.2	37.2	»

(*) Russie, pour la période de 1871-1874.

On voit que, sauf en Prusse, les moyennes relatives à la population totale se rangent dans le même ordre que celles relatives aux armées. Le fait exceptionnel qui concerne la Prusse peut s'expliquer par deux conditions : 1° l'hygiène militaire est plus avancée que l'hygiène publique ; 2° la population est douée d'une forte natalité, ce qui contribue d'une manière notable à aggraver la mortalité générale.

Nous devons mentionner toutefois un travail de M. R. Lawson (2), lu à la Société de statistique de Londres, d'où il résulte que :

1° De 1838 à 1842, la mortalité causée par la phtisie

---

(1) *Loco citato*.
(2) La phtisie dans l'armée anglaise (*Semaine médicale*, 1887, 3, p. 35).

dans la population civile mâle âgée de 15 à 45 ans a été de 4.97 pour 1000 en Angleterre et dans le pays de Galles.

Dans la période de 1860-1864, ce chiffre est tombé à 3.60.

De 1865 à 1869, il a remonté à 3.73.

En 1880-1884, il a baissé graduellement.

2° Pour l'armée, on trouve la mortalité suivante :

(1837-46) = 9.38 pour 1000.	(1865-69) = 4.83 pour 1000.
(1860-64) = 5.77 —	(1880-84) = 3.63 —

Pendant la première période mentionnée dans cette statistique, on retenait dans l'armée jusqu'à leur mort 83 pour 100 des cas de phtisie, tandis qu'à partir de 1860 on a réformé 64 pour 100 de phtisiques.

Nous dirons au chapitre « Prophylaxie », comment l'Angleterre est arrivée à ces heureux résultats.

DÉCÈS DES ARMÉES EUROPÉENNES PAR TUBERCULOSE.

Sormani réunit la phtisie, la tuberculose, la pneumonie caséeuse et toutes les autres maladies chroniques de l'appareil respiratoire.

A) *Armée italienne* :

	Décès		
Années.	par tuberculose.	par maladies chroniques de l'appareil respiratoire.	Total.
1876.......	244	251	495
1877.......	227	200	427
1878.......	259	181	420
1879.......		537	537
1880.......		1088	1088

Ces quantités, rapportées à l'effectif qui a été de 200,000 hommes environ, nous donnent les moyennes suivantes :

Années.	Décès pour 1000.
1876....................................	2.60
1877....................................	2.17
1878....................................	2.24
1879	
1880	2.74

B) *Armée française.* — Sormani reproduit les chiffres précédemment donnés par Marvaud (page 24).

C) *Armée autrichienne*. — Les décès par maladies tuberculeuses et scrofuleuses ont été de :

Années.	Décès.	Décès pour 1000 de l'effectif.
1874	677	2.7
1875	715	2.8
1876	616	2.4
1877	559	2.2
Moyennes	642	2.5

Pour la phtisie pulmonaire seule (*Lungensucht*) la mortalité a été de :

Années.	Décès.	Décès pour 10. de l'effectif.
1874	595	2.3
1875	632	2.4
1876	512	2.0
1877	460	1.8
Moyennes	550	2.1

Il faut noter que dans ces chiffres les autres maladies
chroniques de l'appareil respiratoire ne sont pas comprises :

D) *Armée prussienne*, 1874-1878 :

Décès par..		
Tuberculose miliaire aiguë (*akute Miliartuberculose der Lungen*)		140
Phthisie pulmonaire (*chronische Lungenschwind-sucht*)		878
Bronchite chronique (*chronischer Katarrh der Luftwege*)		64
Asthme et emphysème		6
Autres maladies chroniques des organes respira-toires		352
		1440

En mettant ces chiffres en rapport avec l'effectif moyen,
qui fut pendant ces quatre années de 324000 hommes, on
trouve une moyenne annuelle de 1,11 pour 1000. La phtisie
pulmonaire seule y entre pour une proportion de 0.78 pour
1000.

E) *Armée anglaise*. — Dans ses statistiques jusqu'à
l'année 1875, l'armée anglaise a compris les maladies tuberculeuses et scrofuleuses dans les maladies constitutionnelles
(*constitutional diseases*). C'est seulement à partir de 1876
que ces maladies ont été enregistrées à part.

| | Décès par scrofule ou par phtisie. | |
Années.	Nombre effectif.	Pour 1000.
1876	266	2.87
1877	223	2.29
1878	194	1.84
Moyennes	228	2.33

Pendant l'année 1879, le nombre des « *tubercular diseases* » admises dans les hôpitaux a été de 900, dont 235 décédés et 376 réformés, sur un effectif de 84000 hommes. C'est une proportion de 2.78 décès et de 4,46 réformés pour 1000 (1).

Dans l'armée italienne, les réformes pour ces maladies ont été :

| | Réformés | | | |
Années.	par tuberculose.	par maladies chroniques des organes respiratoires.	Total.	Pour 1000 de l'effectif.
1876	454	577	1011	5.3
1877	408	509	917	4.7
1878	312	483	797	4.1
Moyenne des 3 années			4.7 pour 1000.	

RÉSUMÉ :

| | Mortalité | | |
	par phtisie.	par autres maladies de l'appareil respiratoire.	Total.
Armée prussienne (1874-78)	0.78	0.33	1.11
— française (1872-76)	1.47	0.23	1.70
— anglaise (1876-79)	2.44 (2)	»	»
— autrichienne (1874-77)	2.12	»	»
— italienne (1876 78)	1.09	1.26	2.35

Comme on voit, ces statistiques ne seraient complètes qu'à la condition de noter tous les cas de retraite, réforme, etc., ce qui n'a pas été fait. Vallin n'a pas manqué d'en faire l'objection au congrès de Genève, en insistant sur ce que la grande quantité de réformes dans l'armée prussienne intervenait pour en diminuer la mortalité.

---

(1) Army medical departement report for the year 1879.
(2) Y compris les maladies scrofuleuses.

Il est à désirer que, conformément au vœu de la section spéciale du congrès de Genève, adopté sur la proposition du docteur Petresco, les statistiques militaires adoptent désormais l'étiologie comme base des nomenclatures nosologiques.

MORTALITÉ PAR ARMES.

En 1845, Godelier trouva que l'infanterie était la plus frappée par la tuberculose. Laveran insiste sur la mortalité plus considérable de la garde de Paris. Marvaud a donné de nouveau le premier rang à l'infanterie et aux infirmiers. Colin conteste le rang de l'infanterie et, comme Laveran, le donne à la garde républicaine. Landouzy, étudiant la question au Val-de-Grâce pendant les années de 1878 à 1881, a trouvé 93 gardes républicains tuberculeux (ou atteints de bronchite chronique) décédés ou réformés dans cette période, soit une proportion de 10.5 pour 1000, proportion bien supérieure à celles des statistiques antérieures et de tous les autres corps. Nos recherches personnelles nous font donner le premier rang à l'infanterie pendant la période 1878-1883.

TABLEAU X. — *Tableau des décès, retraites et réformes par tuberculose, suivant les armes* (Personnel).

ARMES.	EFFECTIF moyen des 8 années 1878-83.	RÉFORMES et décès.	MOYENNE des déchets des 8 années.	PROPORTION pour 1000 hommes d'effectif.	RANG de susceptibilité pour la tuberculose.
Garde républicaine......	3111	109	13.6	4.3	(3)
Gendarmerie mobile.....	776	28	13.5	4.5	(2)
Sapeurs-pompiers........	1594	43	5.4	3.3	(7)
Infanterie de ligne.......	224751	8634	1079.2	4.8	(1)
Chasseurs à pied.	19304	447	56	2.8	(9)
Cavalerie...............	75677	1959	245	3.2	(8)
Artillerie	66109	1924	240	3.6	(6)
Ouvriers d'artillerie	3673	68	8.5	2.3	(11)
Génie	11574	346	29	2.5	(10)
Train des équipages	14128	372	46.5	3.3	(7 *bis*)
Pontonniers............	2743	50	6.2	2.2	(12)
Secrétaires d'état-major..	1966	62	7.7	3.9	(4)
Commis et ouvriers.. ...	9083	188	23.5	2.5	(10 *bis*)
Infirmiers	5180	163	20.2	3.8	(5)

MORTALITÉ PAR SAISONS.

Le maximum des décès serait en avril, le minimum en novembre (Marvaud). La statistique de ces huit dernières années a permis de constater en effet, que le maximum était en mars, avril, mai, époque où commencent les premiers exercices extérieurs réellement fatigants, où l'équilibre atmosphérique est très précaire, où de grands vents froids succèdent tout à coup à de tièdes effluves, favorisant l'apparition des bronchites, des pleurésies, premières étapes de la tuberculose chez ceux qui doivent en être atteints. C'est enfin l'époque du surmenage, la période la plus dure pour le peloton d'instruction, composé d'élèves caporaux ; c'est donc à ce moment que se fait la première sélection, et que, chez les faibles, se dessine l'impuissance définitive du poumon et du cœur. D'autre part, novembre est l'époque de l'année où les effectifs sont réduits à leur minimum (1).

MORTALITÉ PAR AGES.

Ce chapitre est bien moins important aujourd'hui qu'il ne l'était il y a 20 ans ; nous n'avons plus de vieux soldats, car on ne saurait donner ce nom aux rengagés qui restent soit comme sergents, soit comme adjudants, et qui, bien logés, bien nourris, mieux payés qu'autrefois, font moins d'excès, boivent moins que nos anciens soldats et qui, arrivés à leur 35e année, s'en vont en retraite (quelquefois avant), mariés le plus souvent.

Contrairement aux maladies spécifiques contagieuses, la tuberculose ne sévit pas spécialement sur les jeunes soldats. Dans ses « Recherches sur les causes de la mortalité de l'armée servant à l'intérieur », Laveran père a établi qu'on trouvait dans l'armée :

Au-dessous de 24 ans, sur 4,085 décès généraux, { 268 décès par maladies spécifiques, dont 105 décès par maladies tuberculeuses.

---

(1) C'est aussi en mars et avril que la phtisie cause le plus de décès dans la population civile, en France (Colin), en Suisse (Marc d'Espine), en Amérique, sur le littoral de l'Atlantique (Philadelphie, W. H. Ford).

Au-dessus de 24 ans, sur 5,915 décès généraux, { 155 décès par maladies spécifiques, dont 135 décès par maladies tuberculeuses.

Le tableau suivant est assez instructif :

Proportion des décès
pour 1000 hommes d'effectif.

Sous-officiers et soldats ayant moins d'un
    an de service (21 ans)............ 1.02
    — de 1 à 3 ans (21 à 24)............ 2.73
    — de 3 à 5 ans (24 à 26)............ 2.03
    — de 5 à 7 ans (26 à 28)............ 2.50
    — de 7 à 10 ans (28 à 31)............ 2.25
    — de 10 à 14 ans (31 à 35)............ 3.32
    — de plus de 14 ans (plus de 35 ans).. 3.37

Ces chiffres montrent que si la phtisie frappe déjà sévèrement les jeunes soldats, elle est bien plus dure aux anciens, et peut passer pour l'expression la plus vraie de l'usure militaire.

Voici d'ailleurs, à titre de document intéressant, la moyenne de *mortalité comparée*, par groupes d'âges, d'après Sormani :

TABLEAU XI.

AGE.	MORTALITÉ MILITAIRE.	MORTALITÉ CIVILE.
De 17 à 20 ans....................	3.09	6.89
De 20 à 25 ans....................	5.12	8.67
De 25 à 30 ans....................	6.29	9.55
De 30 à 35 ans....................	11.73	10.37
De 35 à 40 ans....................	17.23	11.96
De 40 ans et au delà....................	23.97	13.96

Enfin, comme terme de comparaison, il n'est pas sans intérêt de mettre en parallèle les diverses armées européennes au point de vue de la mortalité générale actuelle.

TABLEAU XII. — *Mortalité générale actuelle des principales armées*
(Sormani).

		MOYENNES	MORTALITÉ PLUS UNIFORME du quioquennium (1873-77).	
Armée italienne.............	(1872-80)	11.13 p. 1000	Prusse......	5.7
— française (1)...........	(1867-78)	9.15 —	Angleterre..	8.4
— austro-hongroise (2)....	(1870-77)	12.75 —	France.....	9.2
— prussienne (3).........	(1867-78)	6.00 —	Autriche....	11.2
— anglaise (at home) (4)..	(1870-79)	8.24 —	Italie.......	11.6
— russe............	(1871-74)	14.23 —		

(1) Armée à l'intérieur seulement. L'Algérie non comprise.
(2) En retranchant 893 victimes du choléra exceptionnel de 1873.
(3) 1870-71 ne sont pas comprises.
(4) Sans sortir des limites de l'Europe.

En Angleterre, la mortalité militaire est donc moindre
que celle de la population du même âge jusqu'à 30 ans seulement ; après cette période de la vie, il y a une inversion
des termes.

En résumé, nous venons de montrer que la tuberculose
est plus fréquente dans l'armée que dans la population civile
des mêmes localités, que *l'infanterie d'abord*, la gendar-
merie, la garde républicaine et les infirmiers sont les armes
les plus éprouvées ; que, dans les deux premières années de
service, on comptait le plus grand nombre des déchets par
cette maladie ; que les hommes de la campagne sont une
proie plus facile pour la tuberculose que les citadins, etc.

STATISTIQUE GÉOGRAPHIQUE ET TOPOGRAPHIQUE.

A) *Mortalité suivant les garnisons.* — Dans la période
1875-1876-1877, Lille venait en première ligne avec une
proportion de **2.2** décès pour 1000 d'effectif, puis, par ordre
décroissant :

<table>
<tr><td>Lille..........
Le Mans.......
Châlons........</td><td>}</td><td>1.8 décès.
(Ier, IVe, VIe corps.)</td></tr>
<tr><td>Bourges.......
Lyon...........
Montpellier....</td><td>}</td><td>1.7 décès.
(VIIIe, XIVe, XVIe corps.)</td></tr>
</table>

Rennes........ 1.6 (X⁰ corps.)

Rouen .... ⎱
Paris......... ⎰ 1.5 décès (II⁰ et gouv. Paris.)

Orléans........ 1.4 décès (V⁰ corps).

Besançon...... ⎫
Tours......... ⎬ 1.2 décès.
Nantes........ ⎪ (VII⁰, IX⁰, XI⁰, XV⁰ corps.)
Marseille...... ⎭

Bordeaux...... ⎱ 1.1 décès.
Toulouse...... ⎰ (XVII⁰, XVIII⁰ corps.)

Algérie........ ⎫ 1 décès.
Limoges....... ⎬ (XII⁰, XIII⁰, XIV⁰ corps.)
Clermont...... ⎭

Nous avons vu que cet ordre était actuellement changé. De plus, telle garnison qui avait autrefois 1.8 décès tuberculeux aux hôpitaux par an et pour 1000 hommes d'effectif et qui comprendrait actuellement 4000 hommes, ne retrouverait plus à l'hôpital militaire une léthalité annuelle de 1.8×4, soit 7,2. Nous en avons déjà dit la raison : c'est qu'on rejette de très bonne heure du sein de l'armée les tuberculeux, qui s'en vont grossir la mortalité civile en diminuant d'autant les listes obituaires militaires.

B) *Fréquence de la tuberculose dans les garnisons du XVI⁰ corps :*

TABLEAU XIII. — *Nombre de cas de tuberculose admis dans les hôpitaux du XVI⁰ corps d'armée dans la période 1876-83, avec la proportion pour 1000 hommes et par an.*

GARNISONS.	Agde.	Albi.	Béziers.	Carcassonne.	Castelnaudary.	Castres.	Cette.	Lodève.	Aniane.	Lunel.	Mende.	Montpellier.	Narbonne.	Perpignan.	Prades.	Prats-de-Mollo.	Rodez.
Chiffre moyen annuel de la garnison.....	281	1387	2596	1073	735	2474	475	757	169	440	357	2842	589	2444	135	102	986
Entrées totales pour tuberculose (1876-1883)........	»	7	13	4	5	31	3	»	1	5	»	101	14	57	1	»	5
Proportion des entrées pour tuberculose pour 1000 hommes d'effectif... ..	0	0.63	0.62	0.46	1.1	1.5	0.82	0	0.73	1.4	0	4 4	2.9	2.9	0.9	0	0.63

Ainsi, nos recherches nous font constater que quatre garnisons de ce corps d'armée : Agde, Lodève, Mende et Prats-de-Mollo n'ont pas eu une seule entrée pour tuberculose en 8 ans dans leurs hôpitaux. Ce n'est pas à dire pour cela que les régiments qui y sont détachés n'aient pas eu de tuberculeux ; mais ils en ont eu certainement beaucoup moins que les autres régiments, surtout que ceux de Montpellier, Perpignan et Castres, et ils n'en ont fait passer aucun par l'hôpital, les rares cas de tuberculose qu'ils ont eus ayant été constatés dès le début et réformés sans délai. Il est à remarquer encore que trois places vierges de décès tuberculeux sont des garnisons situées en pays de montagnes, et que deux des trois places où l'on en a hospitalisé le plus sont en plaine, au voisinage de la mer.

La proportion des entrées aux hôpitaux pour tuberculose, dans ce corps d'armée, a suivi une progression toujours croissante jusqu'en 1882. Il y a une diminution marquée en 1883.

1876	12
1877	15
1878	16
1879	27
1880	33
1881	39
1882	82
1883	33

C) *Influence des altitudes sur la fréquence de la tuberculose dans les garnisons.* — Des documents inédits que M. le directeur du service de santé du XVIe corps a bien voulu mettre à notre disposition et qui lui ont été adressés, sur sa demande, par tous les médecins du corps d'armée, nous ont permis de constater une augmentation très sensible des cas de tuberculose à mesure que l'altitude de la garnison diminue, autrement dit, *la fréquence de la tuberculose dans le milieu militaire irait s'accentuant à mesure que l'on descend de la montagne vers la mer (dans le XVIe corps).*

Il est des cas, cependant, où nous retrouverons une

déviation sensible à cette règle, quand, par exemple, le corps observé est l'objet d'un choix spécial au recrutement (artillerie, génie), les chances de tuberculose étant alors diminuées par le degré de résistance du terrain.

TABLEAU XIV.

RÉGIMENTS.	GARNISONS.	ALTI-TUDE.	NOMBRE de tuberculeux observés en 4 ans (1883-87)	PROPORTION pour 1000 hommes d'effectif par an.
		mètres.	cas.	
3ᵉ d'artillerie...... / 9ᵉ d'artillerie......	Castres...........	171	8 / 16	3.2
81ᵉ de ligne........	Rodez............	633	20	4.2
17ᵉ de ligne........	Béziers........... / Montlouis.........	51 / 1560	30	4.35
17ᵉ dragons........	Carcassonne........	404	14	5.2
15ᵉ de ligne........	Castelnaudary (2 bataillons)......... / Carcassonne (1 bataillon)..........	190 / 104	12 / 17	3.4 / 9.7
143ᵉ de ligne........	Albi..............	469	38	7.5
16ᵉ escadron du train.	Lunel.............	8	10	7.6
142ᵉ de ligne........	Mende (1 bataillon).. / Lodève (2 bataillons).	759 / 175	13 / 25	7.3 / 9.8
100ᵉ de ligne........ / 12ᵉ de ligne........ / Artillerie de forteresse.	Perpignan, Narbonne. / Port-Vendres....... / Collioure	De 0ᵐ à 24	42 / 60 / 12	11.69
122ᵉ de ligne........ / 2ᵉ génie..........	Montpellier, Cette, Aniaue........... / Agde.............	De 0ᵐ à 44	92 / 54	11.86

NOTA. — Le 13ᵉ régiment de chasseurs n'a pas été compris. Il n'est à Béziers que depuis 18 mois, venant d'un autre corps d'armée.

Si nous faisons abstraction des corps à recrutement spécial, et que nous étendions seulement nos recherches aux régiments de ligne, de composition plus homogène, nous pouvons composer le tableau suivant :

TABLEAU XV.

RÉGIMENTS.	GARNISONS.	PROPORTION de tuberculeux pour 1000.	ALTITUDE des garnisons.	
84ᵉ d'infanterie......	Rodez............. ...	4.2	633	
17ᵉ —	Béziers............... Montlouis.............	5.4	775	51 1500
15ᵉ —	Castelnaudary.......... Carcassonne...........	5.6	147	190 104
142ᵉ —	Mende............... Lodève	7.2	467	759 175
143ᵉ —	Albi.................	7.5	169	
100ᵉ —	Narbonne............ Perpignan............	8.8	15	24 5
12ᵉ —	Perpignan, Port-Vendres, Collioure, etc.........	11.7	8	0ᵐ à 24
122ᵉ —	Montpellier, Cette, Aniane.	17.7	6	0ᵐ à 20

Les divers cas de tuberculose constatés n'ont pas tous été catégorisés. Nous pouvons cependant en détailler le plus grand nombre :

Tuberculose	généralisée...............	6
—	ganglionnaire............	10
—	laryngée.................	1
—	pleurale.	23
—	abdominale..............	1
—	cérébrale...............	2
—	pulmonaire..............	213
—	génitale.................	7
—	osseuse.	14
—	articulaire.	12
	Total............	289 cas.

Sur un total de 463 tuberculeux réformés ou décédés dans le XVIᵉ corps, du 1ᵉʳ novembre 1883 au 1ᵉʳ novembre 1887.

Déjà Rochard, en 1855, avait montré que les bords de la mer sont ravagés par la phtisie (1). Brest, Toulon, Cherbourg, Rochefort, Marseille, Cadix, Gênes, Naples, furent l'objet de ses recherches (p. 103). Parmi ses conclusions, je citerai les suivantes : « *A part de rares exceptions,*

---

(1) J. Rochard. De l'influence de la navigation et des pays chauds sur la marche de la phtisie pulmonaire (*Mém. de l'Acad. de médec.*, 1856, p. 20).

*la tuberculose marche à bord avec plus de rapidité qu'à
terre. — Les pays chauds, envisagés dans leur ensemble,
exercent une influence fâcheuse sur la marche de la tuberculose pulmonaire et en accélèrent le cours. »*

N'est-ce pas ce que nous remarquons dans le XVIe corps?
Pour expliquer la fréquence de la tuberculose dans les
garnisons de la côte, alors que le tableau de service, la
nourriture, le vêtement, l'âge, sont les mêmes pour toutes,
il ne nous reste plus qu'à faire une part importante à l'altitude des garnisons observées.

A l'époque où Rochard écrivait son savant mémoire (1855),
il ne pouvait pas invoquer encore la contagion par le bacille
spécifique, mais il incriminait : 1° la chaleur de certains
climats où l'air est tellement raréfié qu'il impose un surcroît
de travail aux poumons obligés d'en consommer une plus
grande quantité (cause débilitante); 2° l'humidité, l'atmosphère intérieure des navires (air confiné).

Beaucoup de médecins français avaient également reconnu
les inconvénients d'une température trop élevée, et Andral
avait déjà écrit : *« Le midi de la France ne doit être
conseillé que pour l'hiver, car l'été y est mortel aux phtisiques. »*

Frank, Ferguson, pensaient de même.

C'est pourquoi les régiments du bord de la mer voient
leurs tuberculeux imminents être envahis par un processus
rapide, sous l'influence de cet été de quatre mois que
beaucoup de vieux Algériens redoutent, tandis que dans les
garnisons de la montagne, à température plus clémente, aux
nuits fraîches, l'homme menacé de tuberculose résistera
victorieusement aux attaques du bacille qui ne le trouvera
pas sans défense, comme ses camarades du littoral, quand
viennent les mois de juillet et d'août, surtout s'ils habitent
des stations hivernales fréquentées assidûment par de nombreux phtisiques.

D) *Répartition de la tuberculose par casernes.* — Landouzy a établi que la tuberculose était plus fréquente dans
certaines casernes. Nous partageons sans restriction sa
manière de voir.

A Montpellier, quatre casernements sont affectés aux troupes. L'un d'eux, vieux, délabré, avec une faible population, ne fournit pas de tuberculeux ; l'autre, neuf, monumental, bien aménagé, est envahi par la tuberculose, dans les proportions doubles des prévisions normales de la statistique médicale officielle. Viennent les deux autres casernements : l'un datant du siècle dernier, mais remanié plusieurs fois, entretenu avec beaucoup de soin ; l'autre de construction relativement récente, mais temporaire et mal aménagé. C'est dans ces deux casernements que les maladies tuberculeuses confirmées ont sévi de juillet 1886 à octobre 1887, dans une proportion annuelle au delà de six fois plus forte que la moyenne de 4.6 pour 1000 qui semble être le chiffre des déchets moyens tuberculeux de l'armée française dans les huit dernières années (1876-83).

Landouzy a relevé à l'hôpital du Val-de-Grâce le chiffre des tuberculeux de la garde républicaine pendant quatre ans.

Il est arrivé aux résultats suivants :

Proportion moyenne
p. 0/00 hommes.

	Proportion moyenne p. 0/00 hommes.	
Caserne Mouffetard (1878-81), 280 hommes à pied	6.12	tuberculeux.
Caserne Napoléon (1878-81), 1120 hommes à pied	9.58	—
Caserne Lobau (1878-81), 279 hommes à pied.	9.77	—
Caserne Bonaparte (1878-81), 186 hommes à pied	11.87	—
Caserne Tournon (1878-81), 250 hommes à pied et à cheval	10.4	—
Caserne de la Banque (1878-81), 180 hommes à pied	9.18	—
Caserne des Célestins (1878-81), 520 cavaliers.	9.9	—
Caserne de la Cité (1878-81), 230 cavaliers...	11.50	—
Caserne de la barrière d'Enfer (1878-81), 65 cavaliers.	5.76	—

Notons qu'une des casernes qui fournissent le moins de tuberculeux (Mouffetard) est située dans un des quartiers les plus populeux et les plus malsains de Paris, et que les fièvres éruptives et la diphtérie, quand elles y entrent, y frappent des coups cruels.

Or, tous les gardes républicains peuvent être considérés comme formant un milieu très homogène, et font le même service régulier. On peut donc vraisemblablement supposer que certaines casernes sont plus infectées que les autres par le virus tuberculeux et plus dangereuses que d'autres pour leurs habitants.

LA TUBERCULOSE AU RECRUTEMENT (France).

Les renseignements que l'on pourrait puiser au recrutement sont de mince importance, vu l'absence complète de précision scientifique des documents de ce service. Le rôle du médecin expert devant le recrutement, soit dans les places, soit au conseil de revision, est de porter un diagnostic d'élimination, s'il y a lieu, plutôt avec rapidité et certitude qu'avec précision. Les grandes sections peu scientifiques des tableaux du recrutement ne comportent pas d'autres exigences.

Les statistiques que je viens de rappeler dans le cours de ce chapitre ne concernent que des hommes sortis définitivement de l'armée (c'est-à-dire retraités, réformés ou morts sous les drapeaux), avec des diagnostics aussi proches parents que possible de la tuberculose. Il serait donc imprudent, avec les seuls documents du recrutement, de vouloir fixer la proportion exacte des jeunes gens rejetés avant l'incorporation pour la même cause. Il est cependant bien intéressant de connaître ce chiffre. Mais on rencontre ici, d'ordinaire, deux éventualités : 1° ou bien, au moment de l'examen des hommes devant le conseil de revision, l'affection est à peine au début de son évolution, et ce n'est pas dans une séance surchargée et bruyante que le médecin se trouvera dans les conditions voulues pour s'en assurer; 2° ou bien la maladie s'est, au contraire, localisée dans les grands appareils (poumons, péritoine, tissus osseux, articulations); dans ce cas, l'expert porte le diagnostic anatomique spécial, et *non spécifique*, et ce diagnostic échappe à la statistique générale des cas de tuberculose.

Dans le cas où il y a, d'ailleurs, le moindre doute sur la possibilité d'une tuberculose au début, l'expert propose l'ajournement pour *faiblesse de constitution*, ne voulant pas prononcer un mot bien connu aujourd'hui dans la population et qui porterait le découragement chez l'intéressé, la défiance chez ses compatriotes, au point de vue du mariage, par exemple ; donc, chance nouvelle d'erreur.

C'est pourquoi Morache, faisant des recherches sur les documents du service du recrutement, n'a trouvé que 0.7 d'hommes pour 1000 rejetés pour phtisie avant l'incorporation, ce qui contraste singulièrement avec le chiffre des décès qu'entraîne cette maladie dans la population civile pour le même âge.

Mais si l'on envisage l'ensemble des exemptions pour *maladies de poitrine*, les résultats sont différents. Ces maladies de poitrine se rapportent, le plus souvent, à des localisations du processus tuberculeux ou à des affections chroniques dont la phtisie est la conséquence ultime ; la bronchite, la pleurésie chronique, par exemple, sont des maladies sous lesquelles se cache, le plus souvent, le diagnostic de tuberculose.

C'est dans cette pensée que nous avons fait, il y a quelques années, au bureau militaire de la préfecture de Lille, des recherches d'où il résulte que :

En 1879, sur 12,985 examinés dans le département du Nord, il y a eu :

19 rejetés pour phtisie pulmonaire, soit 1.46 pour 1000 hommes......
129 rejetés pour faiblesse de constitution, soit 9 pour 1000 hommes......
Total : 10.46 pour 1000.

En 1880, sur 12,100 examinés, il y a eu :

36 rejetés pour phtisie pulmonaire, soit 3 pour 1000 hommes......
148 rejetés pour faiblesse de constitution, soit 12.2 pour 1000 hommes......
Total : 15.2 pour 1000.

En 1881, sur 12,218 examinés, il y a eu :

32 rejetés pour phtisie pulmonaire, soit 2.61 pour 1000 hommes......
141 rejetés pour faiblesse de constitution, soit 11.4 pour 1000 hommes......
Total : 14.01 pour 1000.

La faiblesse de constitution masque, il est vrai, le plus souvent, des maladies de poitrine (bronchite chronique,

pleurésie chronique et autres localisations tuberculeuses)
dans le présent ou dans un avenir plus ou moins rapproché;
mais encore une fois, nous n'en devons pas moins faire des
réserves expresses sur la valeur de ces statistiques de recrutement au point de vue de l'exactitude scientifique que nous
devons tous rechercher.

Boudin, établissant la statistique de la période 1837-1849,
trouva que le nombre des exemptions pour *maladies de poitrine* avait varié, pour les départements de France, entre
0.51 et 11.16 pour 1000 jeunes gens examinés.

			Jeunes gens examinés.
15 départements présentent moins de	1 exempt sur 1000		
18 —	—	1 à 2	—
23 —	—	2 à 3	—
18 —	—	3 à 5	—
12 —	—	5 à 11.16	—

Les départements les moins atteints appartenaient à la
Bretagne; la Provence et la Corse étaient au contraire plus
foncées en teinte. Le Pas-de-Calais et le Nord tenaient la
tête de la liste avec 10.30 et 11.16 exemptions pour 1000.

On voit que ce résultat corrobore, à plus de 30 ans d'in-
tervalle, les chiffres que nous avons trouvés à Lille et qui
sont encore supérieurs à ceux de Boudin.

Arnould (1) a noté l'influence des diverses régions clima-
tiques de notre pays et de l'Algérie sur le développement
de la phtisie pulmonaire, par corps d'armée, d'après les statistiques médicales de 1875-1876. Dans le tableau ainsi
dressé, Lille tient encore le premier rang avec les départements du Nord, du Pas-de-Calais et des Ardennes.

L'Algérie a le dernier rang avec le corps d'armée de la
zone méditerranéenne qui a son siège à Montpellier (16e).
Or ce corps d'armée, dans la statistique de 1883, moyenne
des huit dernières années, occupe le nº 11 sur 19.

On voit donc que les chiffres fournis par un aussi petit
groupe d'années peuvent très sensiblement varier; ce n'est

---

(1) Pathologie de la France, in *Dict. encycl. des sciences médic.*

que lorsqu'on pourra les baser sur les résultats de vingt ou trente ans, au moyen de documents scientifiquement précis, comme l'est maintenant la statistique médicale de l'armée, qu'on pourra vraiment considérer comme régie par des lois invariables, l'influence de telle ou telle région climatique sur le développement de la tuberculose, grâce à l'homogénéité presque parfaite du milieu militaire.

Mais ce qui, dès à présent, paraît n'avoir plus besoin d'être démontré, c'est l'immunité relative des garnisons des régions montagneuses et la susceptibilité très grande pour la tuberculose de celles qui occupent les grands centres industriels.

Les premières bénéficient de la basse température de ces régions, défavorable à la reproduction du bacille spécifique, de la diminution de pression atmosphérique qui, jointe à la cause précédente, entraîne une accélération des mouvements respiratoires et un jeu plus facile des poumons ; enfin de l'exercice plus fréquent de cet organe dans l'action de gravir. La vie sobre qu'on mène à ces hauteurs, l'air pur qu'on y respire, le peu de condensation des centres habités, viennent augmenter la salubrité de ces garnisons (Lombard, Jourdanet, P. Bert, Arnould).

Quant à l'impressionnabilité signalée de la garnison de Lille au point de vue de la tuberculose, il suffit d'avoir vu cette ville il y a vingt-cinq ans et les caves infectes, nids de misère et de scrofule, où s'entassaient alors la plupart des ouvriers au sortir de l'immense usine que représentait à cette époque le vieux Lille, pour deviner ce que pouvait faire dans cet air confiné la contagion, dont les effets se manifestaient jusque dans le milieu militaire.

RECRUTEMENT INTERNATIONAL.

Observations faites en Amérique pendant la guerre de la Sécession, 501,068 observations (Baxter).

Baxter a enregistré, dans une magnifique publication en deux volumes, avec cartes et graphiques, les résultats les plus intéressants au point de vue de la tuberculose pulmonaire considérée sous divers points de vue.

TABLEAU XVI. — *Phtisie pulmonaire dans ses rapports avec la constitution, la condition sociale, l'âge, la taille, la provenance* (Baxter, v. I, carte 4).

	NOMBRE d'examinés.	PROPORTION rejetée pour 1000 examinés.
a. — CONDITIONS SOCIALES :		
Mariés	159393	26.66
Célibataires	174928	10.96
b. — TEINT.		
Blonds	217292	19.187
Bruns	117029	15.180
c. — AGE.		
De tout âge	334321	18.144
Au-dessous de 20 ans	58952	3.80
20 ans et au-dessous de 25	78639	13.26
25 ans et au-dessous de 30	56711	20.80
30 ans et au-dessous de 35	45777	25.49
35 ans et au-dessous de 40	50456	27.62
40 ans et au-dessus	43786	26.49
d. — TAILLE.		
De toute taille	501468	16.56
Au-dessous de 61 pouces inclus	3747	11.20
61 pouces et au dessous de 63	20838	11.51
63 pouces et au-dessous de 65	71038	11.26
65 pouces et au-dessous de 67	132087	14.17
67 pouces et au-dessous de 69	144650	17.65
69 pouces et au-dessous de 71	88792	20.55
71 pouces et au-dessous de 73	32343	24.23
73 pouces et au-dessus	7603	24.20
e. — PAYS D'ORIGINE.		
De toute provenance	501068	16.56
Pologne	171	29.240
Hollande	989	24.267
Hongrie	89	22.47
Allemagne	54944	21.13
Galles	1104	20.83
Espagne	148	20.27
Etats-Unis (blancs)	315620	18.37
Norwège	2290	16.45
Irlande	50537	12.18
Italie	339	11.80
Suisse	1802	11.09
Angleterre	16196	10.37
Indes occidentales	580	10.34
France	3243	9.86
Ecosse	3476	9.49
Amérique anglaise	21645	8.34
Russie	122	8.19
Etats-Unis (noirs)	25828	7.04
Suède	1790	5.88
Danemark	383	5.22
Etats-Unis (indiens)	121	0

1° Le tableau XVI montre :

a) Que la tuberculose pulmonaire a fait rejeter, au recrutement américain, pendant la guerre de la Sécession, plus du double d'hommes mariés que de célibataires pour 1000 examinés.

b) Qu'elle a fait rejeter plus de blonds que de bruns.

c) Que le minimum des éliminés par âges a été au-dessous de 20 ans (3.8 pour 1000), et le maximum de 35 à 40 ans (27.61).

d) Que plus les tailles augmentaient, plus on rejetait de sujets d'une façon progressive et continue. Jusqu'à 61 pouces de taille, il y a eu 11.20 pour 1000 de rejetés ; de 71 à 73 pouces, 24.23 pour 1000.

e) Quant aux pays d'origine, ce sont la Pologne, la Hollande, la Hongrie, l'Allemagne qui ont fourni le plus de tuberculeux (de 21 à 29 pour 1000).

La France, l'Ecosse, l'Amérique anglaise, la Russie, la Suède, le Danemark en ont fourni le moins (de 5.22 à 9.86 pour 1000).

2° Le tableau XVIII montre que les habitants du bord de la mer ont fourni plus de tuberculeux que ceux de l'intérieur des terres. On ne s'en étonnera point quand on se rappellera avec quelle intensité les vents du Nord et d'Est balayent la côte orientale de l'Amérique du Nord, les désastres épouvantables qu'y causent les cyclones, et, par conséquent, les variations atmosphériques brusques et considérables auxquelles sont exposés les habitants de ces régions. Enfin, dans l'intérieur des terres, on trouve plus de tuberculeux que sur les bords des lacs, et là, plus encore que sur les bords du Mississipi.

3° Le tableau XVII montre que plus la profession exercée oblige à la sédentarité, plus elle fournit de tuberculeux.

a) Le maximum de tuberculeux trouvés dans les professions libérales se rencontre chez les éditeurs et les dentistes (82 et 65 rejetés pour 1000).

Le minimum chez les étudiants et les musiciens (22 et 12 pour 1000).

b) Le maximum de tuberculeux dans les professions commerciales, se rencontre chez les agents et les marchands proprement dits, restant chez eux (53.33 et 45.24 pour 1000).

Le minimum chez les courtiers (18.88).

c) Chez les ouvriers d'art (ouvriers habiles, *skilled*), le maximum des tuberculeux se trouve chez les tailleurs et les voiliers (51.31 et 45.24 pour 1000).

Le minimum chez les charpentiers, les bouchers et cuisiniers (19.25, 11.45, 9.03 pour 1000).

d) Enfin, parmi les manouvriers (*unskilled*), le maximum se rencontre chez les gardes de nuit et les portiers (43.79 et 30.97 p. 100), le minimum chez les laboureurs, pêcheurs, marins, mineurs et soldats (11.48, 9.76, 6.70, 5.21 p. 1000).

TABLEAU XVII.—*Phtisie pulmonaire dans ses rapports avec la profession* (Baxter, Résumé de la carte 27).

	NOMBRE D'EXAMINÉS.	PROPORTION REJETÉE pour 1000 examinés.
De toutes occupations...............	334,321	18,449
Professions libérales.................	7,576	45,539
Marchands........................	18,818	37,836
Ouvriers d'art.....................	75,761	22,096
Manouvriers.......................	232,166	14,318

TABLEAU XVIII. — *Phtisie pulmonaire dans ses relations avec la géographie physique de l'Amérique.*

	NOMBRE D'EXAMINÉS.	PROPORTION REJETÉE pour 1000 examinés.
Bords de la mer.....................	121,271	27,319
Intérieur des terres.................	278,894	19,455
Bords des lacs.....................	63,442	16,551
Bords du Mississipi.................	37,395	13,050

Remarquons que si nous retrouvons au recrutement les soldats avec un si faible coefficient tuberculeux, c'est que les militaires de cette catégorie étant régulièrement éliminés de l'armée, parmi ceux qui se présentaient au recrutement américain comme *rengagés*, *remplaçants*, etc., il devait nécessairement s'en trouver fort peu qui possédassent cette tare.

Ces tableaux ne sont pas indifférents ; nous le reconnaîtrons au chapitre de l'étiologie.

4° Enfin le tableau XIX indique les rapports de la taille et du tour de poitrine à l'expiration avec la phtisie pulmonaire.

TABLEAU XIX *montrant le rapport de la taille et du tour de poitrine à l'expiration avec la phtisie pulmonaire, résultant de l'examen de 501,068 recrues, remplaçants, engagés volontaires, etc.* (Baxter).

Les colonnes de chaque panneau portent le *tour de poitrine à l'expiration* :
1. Au-dessous de 29 pouces.
2. De 29 à 31.
3. De 31 à 33.
4. De 33 à 35.
5. De 35 à 37.
6. 37 pouces et au-dessus.
7. Nombre refusé.
8. Proportion pour 1000.

TAILLE AU-DESSOUS DE 61 POUCES. — Nombre examiné : 3,747.

	1	2	3	4	5	6	7	8
Nombre de cas de phtisie pulmonaire	6	7	5	10	1	»	29	7.740

TAILLE DE 61 ET AU-DESSOUS DE 63. — Nombre examiné : 400,751.

	1	2	3	4	5	6	7	8
Nombre de cas de phtisie pulmonaire	30	32	45	23	2	»	132	6.33

TAILLE DE 63 ET AU-DESSOUS DE 65. — Nombre examiné : 71,038.

	1	2	3	4	5	6	7	8
Nombre de cas de phtisie pulmonaire	57	92	152	106	17	4	428	6.02

TAILLE DE 65 ET AU-DESSOUS DE 67. — Nombre examiné : 13,207.

	1	2	3	4	5	6	7	8
Nombre de cas de phtisie pulmonaire	92	203	453	257	62	16	108	8.49

TAILLE DE 67 ET AU-DESSOUS DE 69. — Nombre examiné : 144,650.

	1	2	3	4	5	6	7	8
Nombre de cas de phtisie pulmonaire	89	228	586	489	135	27	1534	10.60

TAILLE DE 69 ET AU-DESSOUS DE 71. — Nombre examiné : 8,879.

	1	2	3	4	5	6	7	8
Nombre de cas de phtisie pulmonaire	39	138	411	428	151	31	119	13.49

TAILLE DE 71 ET AU-DESSOUS DE 73. — Nombre examiné : 32,313.

	1	2	3	4	5	6	7	8
Nombre de cas de phtisie pulmonaire	13	47	160	185	98	16	519	16.06

TAILLE DE 73 ET AU-DESSUS. — Nombre examiné : 7,603.

	1	2	3	4	5	6	7	8
Nombre de cas de phtisie pulmonaire	3	6	30	43	29	10	121	15.91

RÉSUMÉ.
- Grand total examiné...... 501,068
- Grand total rejeté........ 5,044
- Proportion pour 1000..... 10.06

Ce tableau est divisé en cases horizontales indiquant des catégories progressives de tailles ; au-dessous de ces cases se trouvent des colonnes verticales indiquant les différents périmètres thoraciques à l'expiration, depuis les plus étroits jusqu'aux plus larges ; ainsi nous trouvons que dans les tailles de 63 pouces et au-dessous de 65, le nombre de cas de phtisie constatés sur des sujets ayant un périmètre thoracique de 35 à 37 pouces (5ᵉ colonne verticale) est de 17.

On peut ainsi se rendre compte, à l'examen de tous les chiffres des colonnes 4 et 5, que, *dans toutes les tailles, plus le périmètre thoracique est considérable, moins on rencontre de cas de tuberculose.* Ce résultat ne nous surprend pas ; il est une constatation nouvelle et précieuse d'un fait relaté par tous ceux qui se sont occupés de la question, et il se trouve en parfaite corrélation avec notre tableau de la page 431 relatif aux militaires du 122ᵈ régiment, atteints de maladies tuberculeuses, de juillet 1886 à octobre 1887.

Paris. — Imprimerie L. BAUDOIN et Cᵒ, 2, rue Christine.